Stephan Konrad Niederwieser

Das Trauma von der Seele schreiben

Stephan Konrad Niederwieser

DAS TRAUMA
von der Seele schreiben

Eine neue Methode zur Selbstheilung

Kösel

In Erinnerung an meine Schwester Monika

Sollte diese Publikation Links auf Webseiten Dritter enthalten,
so übernehmen wir für deren Inhalte keine Haftung,
da wir uns diese nicht zu eigen machen, sondern lediglich
auf deren Stand zum Zeitpunkt der Erstveröffentlichung verweisen.

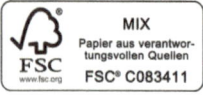

Verlagsgruppe Random House FSC® N001967

Copyright © 2018 Kösel-Verlag, München,
in der Verlagsgruppe Random House GmbH,
Neumarkter Str. 28, 81673 München
Umschlag: Weiss Werkstatt, München
Umschlagmotiv: shutterstock / Peolla; shutterstock / Andrea Kaulitzki
Satz: Uhl + Massopust, Aalen
Druck und Bindung: CPI books GmbH, Leck
Printed in Germany
ISBN 978-3-466-34699-8
www.koesel.de

Dieses Buch ist auch als E-Book erhältlich.

Not everything that is faced can be changed,
but nothing can be changed until it is faced.

Nicht alles, mit dem man konfrontiert wird,
kann geändert werden,
aber nichts kann geändert werden,
mit dem man sich nicht auseinandersetzt.

James Baldwin, amerikanischer Schriftsteller und Sozialkritiker (1924–1987)

Haftungsausschluss

Die Übungen, Informationen und Vorschläge in diesem Buch sollen Leserinnen und Lesern helfen, sich ihrer Traumata und Überlebensstrategien bewusst zu werden. Sie sind nicht dazu gedacht, eine Behandlung durch Angehörige der Gesundheitsberufe oder deren Beratern und Betreuung zu ersetzen. Sowohl der Verfasser als auch der Verlag haben sich nach bestem Wissen und Gewissen bemüht, sicherzustellen, dass die angegebenen Informationen zutreffen und aktuell sind, haften jedoch nicht für eventuelle nachteilige Folgen bei Personen, die dieses Buch nutzen.

Zu den Fallbeispielen und Heilungsverläufen

In diesem Buch führe ich Erfahrungen von Menschen an, die mit dem Heilschreiben arbeiten. Bitte beachten Sie, dass ich Merkmale, mit denen der Schreibende identifiziert werden könnte, zu deren Schutz geändert habe. Außerdem sind die Heilungsverläufe erheblich gerafft. Aus dem Kontext genommen mag es so wirken, als würden wenige Sitzungen Heilschreiben genügen, um sich von Traumata zu befreien. Diesen Eindruck zu vermitteln, wäre grob fahrlässig. Die vielen Schritte und oft seitenlangen Wege dorthin mit allen Irrungen und Körperreaktionen abzudrucken, wäre aber ebenso wenig dienlich.

Inhalt

Einführung 8

Teil 1: Hintergründe des Heilschreibens 17
Psychotrauma 18
Der Weg zur Heilung 41
Grundlagen des Heilschreibens 61
Nützliche Schreib-Werkzeuge 97
Ablauf und Gestaltung des Heilschreibens 112
Wie wirkt das Heilschreiben? 133
Erste Hilfe bei körperlichen Reaktionen 136

Teil 2: Heilschreiben in der Praxis 141
Das 7-Tage-Basisprogramm 142
Verborgene Erlebnisse verarbeiten 155
Konkrete Lebensthemen befreien 168

Anhang
Weitere Anregungen für Ihre Heilung 212
Dank 218
Anmerkungen 220
Literaturhinweise 221
Der Autor 224

Einführung

Als mich mein Vater aus seinem Leben ausschloss, war ich 23 Jahre alt. Ich kämpfte zwei Jahre lang um den Kontakt zu ihm, aber mit dem, der ich war, wollte er nichts mehr zu tun haben. Meine Geschwister lud er zu Familientreffen ein, mich nicht. Das hat meine Beziehung zu ihnen jahrelang belastet. Vom eigenen Vater verstoßen zu werden, habe ich damals als vernichtend erlebt.

Ziemlich genau an meinem 18. Geburtstag hatte ich mein erstes Liebesgedicht geschrieben. Schon während des ersten Ringens um die richtigen Worte für meine damalige Freundin veränderte sich etwas in mir. Als würden sich meine Gefühle sortieren. Indem ich meinen Empfindungen Worte verlieh, begann ich sie zu verstehen. Nach und nach ergab alles einen Sinn.

Als mein Vater mich aus seinem Leben ausschloss, hatte ich fünf Jahre Erfahrungen mit dem Schreiben gesammelt. Schreiben war zu einem Ventil geworden. Nichts lag näher, als es auch zu nutzen, um diese schmerzhafte Erfahrung mit meinem Vater zu verarbeiten. Die Worte flossen nicht mehr, sie strömten regelrecht aus mir heraus. Ich schrieb und schrieb, und der Drang wurde immer größer. Aus »Gedichten« wurden skurrile Prosatexte, erste sinnlose Erzählungen, nach und nach aber zusammenhängende Geschichten.

Ich entschied mich schon früh für das Heilen als Beruf. 1989 legte ich in München die Heilpraktikerprüfung ab und machte eine Ausbildung in der Hakomi-Methode, einer erfahrungsorientierten Körperpsychotherapie. Anstatt nur über Probleme zu sprechen, erforscht man während dieser Therapie die eigenen Empfindungen,

Gefühle und inneren Bilder. Man achtet auf innere Stimmen, Verspannungen und Veränderungen im Atemrhythmus. Um mir die Praxis und das Studium zu finanzieren, bewarb ich mich bei einem großen deutschen Zeitschriftenverlag. Ich fing als Bildarchivar an und arbeitete mich innerhalb kürzester Zeit zum stellvertretenden Chefredakteur nach oben. Jahrelang textete ich tagsüber redaktionelle Inhalte, nachts schrieb ich mir den Schmerz von der Seele. Neben Praxis und Verlagsarbeit entstanden so innerhalb von zwei Jahren zwei Künstlerbiografien und acht Gesundheitsratgeber.

Mein erster Roman erschien 1998. *An einem Mittwoch im September* ist ein Erwachsenenmärchen. Ein Ring wird geschenkt, verloren, gefunden und verkauft. Nach und nach verknüpfte ich darin die Leben mehrerer Personen und bildete damit den äußeren Rahmen für das, was mich immer noch täglich beschäftigte: der Schmerz, ausgeschlossen worden zu sein, der Schmerz über den Vorwurf, meinem herzkranken Vater den Tod zu bringen.

Weil von meinem ersten Roman immerhin zwei Hardcover-Auflagen verkauft wurden und er dann als Taschenbuch in den Handel kam, verpackte ich weiter – für Fremde bis zur Unkenntlichkeit verzerrt –, was mich beschäftigte. Vier weitere Romane folgten.

Als ich dann im Rahmen meiner Fortbildung zum Traumatherapeuten in Bessel van der Kolks *Verkörperter Schrecken* las, dass seit 30 Jahren an der Heilwirkung des Schreibens wissenschaftlich geforscht wird, horchte ich auf. Was ich immer wieder erlebt hatte, bekam plötzlich ein wissenschaftliches Fundament. Mein Wissen über die menschliche Psyche, über unser Nervensystem und die Vorgänge in unserem Gehirn begann sich miteinander zu verknüpfen – das »Heilschreiben« war geboren.

Seither stolpere ich immer wieder über Zitate und Geschichten von bekannten Autoren, deren Welterfolg in traumatischen Erfahrungen begründet war. Zum Beispiel verlor Anne Rice ihr Kind an Leukämie. In ihrem Buch *Interview mit einem Vampir* lässt sie ihre Tochter als Vampirin weiterleben, damit sie nie sterben würde.

Horrorexperte Stephen King litt als Kind unter extremen Entzündungen im Ohr. Der Arzt wollte sein Trommelfell punktieren und versprach, dass es nicht wehtun würde. Darauf folgten die für King schlimmsten und beängstigendsten Minuten seines Lebens. Ohnmacht und Schmerz sind seither die zentralen Themen seiner Bücher. John Grisham, Autor für Justizthriller, verfolgte als Rechtsanwalt ein Gerichtsverfahren. Der Täter hatte von einem zwölfjährigen Mädchen erst abgelassen, als er es für tot hielt. Dies weckte in Grisham, selbst Vater von Kindern, den Impuls, den Vergewaltiger in einem unbeobachteten Moment zu ermorden. Dies war die Idee zu *Die Jury*, im Original *A Time to Kill* betitelt.

Der Versuch, unverarbeitete Erfahrungen durch Schreiben zu verarbeiten, ist nicht nur Amerikanern zu eigen. Katja Lange-Müller sagte dem ZEIT-Magazin: »Wenn ich mit jemandem zusammen bin, ist das ganz intensiv, aber dann: Aus den Augen, aus dem Sinn. Das nennt man Bindungsschwäche. Das Schreiben hatte anfangs eine autotherapeutische Wirkung bei mir…«[1] Catherine Millet, Autorin des skandalträchtigen Titels *Das sexuelle Leben der Catherine M.*, wurde unlängst gefragt, ob das Schreiben eine entlastende Funktion habe. Sie antwortete: »Ja. Weil es von altem Ballast befreit. Nachdem ich mein erstes Buch veröffentlicht habe, fiel mir auf, dass die Erinnerungen, die ich darin verschriftet hatte, sich mit dem Schreiben aufgelöst hatten. Eine herrliche Erfahrung, diesen ganzen Vergangenheitsballast loszuwerden, indem man ihn auslagert in Texte.«[2]

Auch unbekannte Menschen finden ihr Schreibforum: Der Künstler Frank Warren hat 2005 den Blog www.postsecret.com gegründet. Menschen können ihm völlig anonym auf einer Postkarte ein Geheimnis schicken, das er dann im Internet veröffentlicht. Wenn man darüber nachdenkt, »was man daraufschreiben könnte – etwas von Bedeutung, etwas Unangenehmes –, merkt man: Da ist mehr, als man erwartet hätte. Dem eine Stimme zu geben und es aus dem Inneren nach draußen zu lassen, ist eine Art von Exorzismus.« Es scheint befreiende Wirkung zu haben, etwas von sich preiszugeben, was dann von Millionen Menschen weltweit bezeugt wird. Warrens Blog zählt bis heute 780 Millionen Besucher.[3]

Heilschreiben hat keinen festen Ablauf

Das Heilschreiben ist also das Ergebnis von 30 Jahren persönlicher Erfahrung. Die Effekte verschiedener Formen des Schreibens werden aber seit mindestens ebenso langer Zeit wissenschaftlich untersucht. Ich habe es bei mir sowie bei zahlreichen Klienten als großartiges Werkzeug erlebt, das vielfach – und nach meiner Einschätzung grenzenlos – einsetzbar ist.

Beim Heilschreiben gibt es keinen vorgegebenen Ablauf, im Sinne von »Gehen Sie über Los, ziehen Sie 4000 Euro ein und dann sind Sie von allen Traumata befreit«. Es gibt nicht die *eine* richtige Art. Vielmehr führt das Heilschreiben nach und nach dazu, das zu entdecken, was für einen selbst richtig und hilfreich ist. Ich werde Ihnen also nicht die eine »richtige« Anleitung geben, sondern stattdessen lieber viele Anregungen liefern. Betrachten Sie dieses Buch als Werkzeugkasten, aus dem Sie je nach Thema entweder Hammer, Zange oder Schraubenzieher, manchmal auch alle drei gleichzeitig herausnehmen können, bis Sie mithilfe dieser Werkzeuge Ihre eigene Selbstheilungsmethode zusammengestellt haben.

Und noch etwas: Das Wesentliche am Heilschreiben ist nicht das Schreiben allein, sondern vor allem, was Sie dabei *erleben*. Es steht zu erwarten, dass Sie durch das Lesen dieses Buches noch keine Vorstellung davon bekommen. Es würde mich sogar überraschen. Mir geht es heute noch so, dass ich mir ein Thema vornehme und ich nicht die geringste Ahnung habe, wo ich anfangen soll. Sobald meine Finger aber die Tastatur berühren, ändert sich das. Deshalb meine Aufforderung: Probieren Sie es aus. Dann wird Ihnen schnell klar, wie es geht und wie es wirkt.

Um es Ihnen leichter zu machen, werde ich Sie immer wieder

dazu einladen, kleine Texte zu verfassen. Das bewirkt mindestens dreierlei:

1. Sie werden aufgrund des Inhalts etwas über sich verstehen.
2. Sie lernen so das Heilschreiben in Häppchen.
3. Sie bekommen einen Eindruck, wie sich das Heilschreiben anfühlt und wie es wirkt.

Und noch eine Wirkung fällt mir ein: Wenn Sie den Übungen folgen, werden Sie mit den darauf folgenden Erklärungen sehr viel mehr anfangen können. Daher: Lassen Sie sich darauf ein. Überblättern Sie die Übungen nicht mit einem »Das kann ich schon, das brauch ich nicht!«. Es wäre eine vertane Chance.

Heilschreiben für jedermann?

Weil ich eine Abneigung gegen Bücher, Methoden und Menschen hege, die das Versprechen abgeben, alles von der Warze über pränatale Traumata bis hin zur bösen Schwiegermutter heilen zu können, weise ich darauf hin, dass das Heilschreiben zwar eine sehr wirksame, einfache und preiswerte Methode ist, sich selbst zu heilen aber bestimmt nicht jedermanns Sache ist. Sollte es Ihnen keinen Spaß machen, sollten Sie wider Erwarten vom Schreiben nicht profitieren, dann ist das keineswegs Ihre Schuld oder Ihre Unfähigkeit, sondern der einfachen Tatsache geschuldet, dass es keine Methode gibt, die für alle Menschen in allen Situationen zu allen Zeiten dienlich ist. Und schreiben Sie mir bitte, damit ich aus Ihren Erfahrungen lernen kann: kontakt@stephan-niederwieser.de.

Aber bevor Sie vorschnell die Flinte ins Korn – oder den Stift in die Ecke – werfen, sei ein altes chinesisches Sprichwort zitiert: »Der Mensch muss sehr lange im Stuhl sitzen, bevor ihm gebratene Enten in den offenen Mund flattern.« Geben Sie sich und der Methode ein paar Wochen Zeit, durchlaufen Sie das 7-Tage-Basisprogramm, bevor Sie eine Entscheidung fällen. Und: Lassen Sie sich überraschen!

Ich wünsche Ihnen, das das Heilschreiben zu einem Werkzeug für Sie wird, das Ihnen ebenso viel innere Freiheit und Frieden beschert, wie es mir ermöglicht hat.

Und wenn sie nicht gestorben sind …

Ach, falls Sie wissen wollen, wie das mit meinem Vater ausgegangen ist: Mehr als 13 Jahre nach seinem Kontaktabbruch bat er mich plötzlich zu sich. Das war im Frühjahr 1997. Schnell erkannte ich, dass seine Zeit dabei war abzulaufen. Fünf Monate später war er tot. In dieser Zeit besuchte ich ihn mehrmals, am Ende saß ich noch 14 Tage an seinem Bett. Ich fütterte ihn, ich half ihm auf die Toilette, ich hörte mir seine verwirrten Geschichten an. Entschuldigt hat er sich nie. Bedankt auch nicht.

Unter seiner Ablehnung hatte ich mit Anfang 20 sehr gelitten. Mithilfe des Heilschreibens wurde es mir später möglich, meine Wut auf ihn zu befreien und den Schmerz dahinter zu fühlen, den ich versucht hatte, mit Romanen »wegzuschreiben«. Dahinter kam ich dann mit meiner Sehnsucht nach einer Herzensverbindung zu ihm in Kontakt, die mir nie, auch nicht als Kind, möglich gewesen war. Wenn ich heute auf meinen Vater schaue, sehe ich einen Mann, der sich aufgrund seiner eigenen Geschichte nicht anders verhalten konnte. Was ich lange Zeit für meinen Makel hielt, kann ich heute als seine Unfähigkeit zu lieben sehen, mit der er jemand anderen noch viel mehr verletzt hat als mich: sich selbst.

Heilschreiben in Kürze

1. Schreiben Sie einen oder mehrere aufeinanderfolgende Tage jeweils circa 15 Minuten lang über ein Ereignis, ein Gefühl oder eine Situation, etwas, das Sie wirklich beschäftigt.
2. Seien Sie dabei wachsam für Veränderungen in Ihren Empfindungen, Gefühlen, in Atem, Körperhaltung und Impulsen – und schreiben Sie auch all das mit auf.
3. Lesen Sie zu einem späteren Zeitpunkt das Geschriebene noch einmal in Ruhe durch.
4. Stellen Sie sicher, dass Ihre Texte von niemandem jemals gelesen werden.

Das war's schon.

Der Unterschied zum Tagebuch

Ein Tagebuch kann man auf unterschiedliche Art und Weise führen. Die autobiografische Aufzeichnung dient in der Regel dazu, Selbstzeugnis abzulegen, und zwar in chronologischer Form. Man hält fest, was man in den letzten Stunden erlebt, was einen bewegt hat. Das sind in der Regel äußere Ereignisse, die aber auch tiefe innere Bewegungen und Gefühle einschließen können.

Das Heilschreiben arbeitet nicht chronologisch, sondern themenorientiert. Indem man sich wiederholt einem Ereignis, einem Problem, einem Gefühl oder einem Wunsch zuwendet, erforscht man sich selbst auf zunehmend tieferen Ebenen. Man hinterfragt die eigenen Annahmen über sich und die Welt. Und anstatt sich nur auf gedanklicher Ebene damit auseinanderzusetzen, nimmt man das aktuelle Erleben in die Dokumentation mit auf.

Übung: Aller Anfang ist leicht

Probieren Sie das Heilschreiben gleich mal aus. Nehmen Sie den erstbesten Gegenstand. Denken Sie nicht lange, strecken Sie den Arm aus und nehmen Sie irgendetwas in die Hand. Das kann eine Uhr sein, ein Bleistift, die Fernbedienung Ihres Fernsehers oder das Cocktailglas (falls Sie gerade am Pool sitzen). Legen Sie diesen Gegenstand vor sich hin und schreiben Sie drauflos. Falls nicht gleich Assoziationen entstehen, beginnen Sie einfach damit, den Gegenstand zu beschreiben:

Was sehen Sie? Wie fühlt er sich zwischen Ihren Fingern an? Was empfinden Sie dabei, ihn anzuschauen? Wie verändert sich Ihre Erfahrung, während Sie das wahrnehmen?

Beispiel für einen Heilschreibtext

Folgendes entstand auf einem meiner Heilschreibseminare. Als Gegenstand diente ein Vorhängeschloss mit Schlüssel:

»Keller. Alt. Oma. Holzverschläge. Burkhardt wurde von seiner Mutter eingesperrt, wenn er nicht brav war. Wenn er sich nicht so verhalten hat, wie sie es von ihm erwartet hatte. Wieso kommt mir das in den Sinn? Hat das was mit mir zu tun? Hab ich das selbst erlebt? Eingesperrt. Angst. Bösartig. Jemand spielt mir übel mit.
(Mein Atem wird flacher, mein Nacken spannt sich an.)
Die Angst, eingesperrt zu werden. Schwimmbad im Haus meines Vaters. Die Tür fällt zu. Es fällt niemandem auf, dass ich fehle …
(Ich schweife ab.)
Nicht auszuhalten. Allein in einer Menschenmenge. Wo ist meine Mutter? Wo ist meine Familie? Ich glaube, dass sie nicht mal bemerkt, dass ich fehle. Verlassenheit. Verloren.
Ich bin klein. Mein Kinn bebt. Ich erinnere mich daran, dass ich überlebt habe. Bin ich gerettet worden? Hab ich mich selbst gerettet?
(Aufatmen.)

Ich kam zurück zur Familie. Italien? Zelt. Es hat tatsächlich niemand bemerkt. Ich wage es nicht zu sagen. Ich bin wütend, dass es niemand bemerkt hat.

(Aufatmen. Frieren.)

Und jetzt fällt mir auch der Grund ein, warum ich es nicht anspreche: Wenn ich es sagen würde, nähme mich keiner ernst. Sie würden allenfalls lachen. Und das würde mich noch mehr verletzen. Keiner hätte gesehen, was ich für Angst gehabt habe.

(Schwitzige Hände. Leichte Übelkeit. Impuls wegzurennen, mich abzulenken.)

Keiner kriegt mit, wie es mir geht. Aber ich kriege es mit. Ich nehme heute wahr, wie es mir damals gegangen ist.

(Aufatmen. Im Heute ankommen. Mich fühlen. Stuhl, Boden spüren. Aufatmen.)

Das Schloss hat einen Schlüssel. Er steckt. Und es ist geöffnet. Ich kann raus. Ich bin raus. Gefangenschaft vorbei. Es verschließt noch nicht mal etwas. Es liegt nur da. Hat nichts mit mir zu tun…«

Vorab noch etwas Theorie oder gleich Praxis?

Wenn Sie jetzt gleich richtig mit dem Heilschreiben anfangen wollen, blättern Sie bitte zum zweiten Teil des Buches: »Heilschreiben in der Praxis«. Dort finden Sie jede Menge Themen und Schritt-für-Schritt-Anleitungen für Werkzeuge, die Sie einsetzen können, um sich ein Trauma von der Seele zu schreiben. Sind Sie jedoch zuvor näher daran interessiert, was ein Psychotrauma genau ist, wie es entsteht, welche Folgen es auf Ihr Leben haben kann und wie Sie das Heilschreiben sinnvoll für sich nutzen können, lesen Sie in den folgenden Kapiteln weiter. Und natürlich können Sie ganz nach Belieben zwischen den Kapiteln hin- und herblättern.

Teil 1:
Hintergründe des Heilschreibens

Psychotrauma

Wenn über Trauma gesprochen wird, haben die meisten Menschen Bilder von Krieg und Folter im Kopf, von abgetrennten Gliedmaßen, Vergewaltigung oder Naturkatastrophen. Eine Form von Trauma wird jedoch leicht übersehen: Vernachlässigung.

Der schottische Psychoanalytiker und Sozialarbeiter James Robertson filmte Anfang der 1950er-Jahre Kinder, die über einen längeren Zeitraum dauerhaft von ihrer Mutter getrennt wurden. Um ihre Verhaltensveränderungen zu dokumentieren, zeigte er zum Beispiel den 17 Monate alten John, der für neun Tage in eine Rund-um-die-Uhr-Kinderkrippe gegeben wurde, weil seine Mutter ins Krankenhaus musste. Aus zahlreichen Momentaufnahmen zusammengeschnitten, erlebt man in wenigen Minuten mit, wie sich das gesamte Wesen des kleinen John von Tag zu Tag grundlegend veränderte. Als ihn die Mutter nach wenigen Tagen abholen wollte, wandte er sich ab, hatte Angst vor ihr und verweigerte sich dem physischen Kontakt mit ihr. John hatte durch die Trennung von seiner Mutter ein Trauma erlitten.

Was versteht man unter einem Psychotrauma?

Damit ein Psychotrauma entsteht, müssen mehrere Faktoren zusammenkommen:
- Sie geraten in eine Situation, die Sie nicht vermeiden können, der Sie sich ausgeliefert fühlen und die gegen Ihren Willen geschieht.

- Ihre aktuellen Fähigkeiten, die Situation zu bewältigen oder zu integrieren, reichen nicht aus.
- Diese Überforderung ist so stark, dass Sie das Erlebnis nicht in seiner Vollständigkeit erinnern können, sondern allenfalls Bruchstücke. Sie blenden die dazugehörigen Gefühle aus oder verdrängen das ganze Ereignis komplett aus Ihrem Bewusstsein.
- Oft meiden Sie nachfolgend Situationen, Orte oder Menschen, die Sie an dieses Ereignis erinnern könnten.
- Bilder können in Form von Tagträumen oder Albträumen in Ihr Bewusstsein drängen, die mit der aktuellen Realität wenig zu tun haben.
- Sie erleben Schmerz, Aufregung oder Anspannung, obwohl es keinen ersichtlichen Anlass dafür gibt.
- Sie wiederholen die Erfahrungen des Traumas wieder und wieder, zum Beispiel, indem Sie sich (Geschäfts-)Partner suchen, die Sie genauso behandeln, wie Sie während des traumatischen Ereignisses behandelt wurden.
- Ihr Selbstbild und Ihr Weltbild nehmen dauerhaft Schaden.

»Psychotrauma« ist keineswegs eine neue Diagnose. Sie wurde bereits im 19. Jahrhundert erkannt und 1919 von Pierre Janet aufgrund seiner Erfahrungen mit Patienten am berühmten Nervenkrankenhaus Hôpital de la Salpêtrière in Paris zum ersten Mal definiert.

Was bedeutet Monotrauma?

Ein Beispiel macht das deutlich:
Frau K. bleibt nach einem Auffahrunfall in ihrem Fahrzeug eingeschlossen. Benommen bekommt sie mit, dass andere Unfallbeteiligte mit den Worten flüchten: »Schnell weg hier! Der Karren explodiert gleich.« Erst nach einer gefühlten Ewigkeit trifft die Feuerwehr ein und schneidet sie aus dem Wagen heraus. Von ein

paar Kratzern abgesehen, bleibt sie körperlich unversehrt. Innerlich jedoch ist nichts mehr wie vor dem Unfall: Sie kann immer schlechter schlafen, leidet unter Albträumen, bald kann sie die Wohnung nur mehr verlassen, nachdem sie Beruhigungstabletten eingenommen hat. Autos und Straßenverkehr meidet sie.

Die unbedachten Worte des Unfallgegners leben in ihr fort: »Schnell weg hier! Der Karren explodiert gleich.« Sie sitzt fest und glaubt, sterben zu müssen. Die Angst, gleich in einem Wagen zu verbrennen, können vermutlich nicht viele Menschen gelassen hinnehmen. Die Psyche von Frau K. schaltet ab, noch während ihr die Worte im Ohr klingen. Sie »verlässt ihren Körper«, um die Todesangst nicht mehr spüren zu müssen. Monotraumata werden auch Einmal- oder Schocktraumata genannt.

Was definiert ein Entwicklungstrauma?

Entwicklungstraumata, auch Komplextraumata genannt, entstehen, wenn die gesunde Entwicklung eines Menschen beeinträchtigt wird. Diese Beeinträchtigung kann schon bei der Zeugung beginnen. Ein Experiment an den kleinsten Lebewesen macht dies deutlich: Piekt man eine Amöbe, zieht sie sich zusammen. Sobald der Reiz abklingt, entspannt sie sich wieder. Piekt man sie erneut, wiederholt sich das Spiel. Setzt man das Pieken fort, dauert es von Mal zu Mal länger, bis die Entspannung einsetzt. Wird eine Amöbe dem Reiz längerfristig ausgesetzt, verharrt sie bald in der Kontraktion. (Weiss 2015)

Menschen reagieren ähnlich. Werden sie besonders in jungen Jahren dauerhaft überfordernden Situationen oder Erfahrungen ausgesetzt, können sie das nicht verkraften. Erschwerend kommt hinzu, dass sie nicht mit Nadeln gepiekt, sondern von anderen Menschen emotional oder physisch verletzt werden. Sind diese anderen Menschen zudem die eigenen Eltern, führt die Erfahrung ins Chaos. Bei Gefahr sucht jedes Kind Schutz bei jenen, die es gezeugt haben.

Fügen aber genau jene ihm Schaden zu, sucht es Hilfe dort, von wo Gefahr ausgeht. Es ist, als würden Sie bei einem elektrischen Schlag das Stromkabel noch fester umklammern. Ein Teufelskreis entsteht, der zu völliger Verwirrung führt und mannigfache Konsequenzen nach sich zieht.

Ursachen für Traumata

Haben Sie bis zum Alter von 17 Jahren physischen, emotionalen oder sexuellen Missbrauch erfahren? Sind Sie vernachlässigt, also in Ihren psychischen oder emotionalen Bedürfnissen nicht gesehen, gehört, geliebt worden? Wurden Sie von Eltern mit psychischen oder schweren physischen Erkrankungen aufgezogen? Waren Ihre Eltern drogenabhängig oder vorübergehend beziehungsweise dauerhaft abwesend? Haben Sie die Trennung oder Scheidung der Eltern oder häusliche Gewalt miterlebt? Je mehr dieser schädigenden Einflüsse Sie ausgesetzt waren, desto wahrscheinlicher ist es, dass Ihre gesundheitliche Verfassung darunter gelitten hat.

Ende der 1990er-Jahre wurde in den USA eine Studie in Auftrag gegeben, die sogenannte ACE-Studie. ACE steht für »Adverse Childhood Experiences«, zu Deutsch etwa: »Nachteilige Erfahrungen in der Kindheit« oder schlichtweg »Frühe Traumata«. In dieser Studie wurde erstmals der Zusammenhang zwischen Kindheitserfahrungen und den Folgen für die Gesundheit im Alter erforscht. (Felitti et al. 1998) Bei den Teilnehmern korrelierte die Anzahl der schädigenden Erfahrungen mit einer erheblich erhöhten Wahrscheinlichkeit, schwere beziehungsweise lebensverkürzende Krankheiten wie Herzinfarkte oder Krebs zu erleiden, alkohol- oder drogenabhängig zu werden oder sich vorzeitig das Leben zu nehmen. 67 Prozent der über 17 000 Befragten wiesen mindestens einen ACE-Punkt auf (hatten also ein traumatisches Ereignis miterlebt), 17 Prozent sogar vier und mehr. Menschen mit mehr als sieben ACE-Punkten erkrankten dreimal so oft als andere an Lungenkrebs – unabhängig davon, ob sie rauchten! – und hatten die dreieinhalbfach erhöhte Wahrscheinlichkeit, einen Herzinfarkt zu erleiden. Unverarbeitete Traumata haben also nicht nur Folgen für unser emotionales Erleben, sondern stellen auch ein erhebliches Gesundheitsrisiko dar.

Was ist Vernachlässigung?

Wird ein Kind vernachlässigt, erfährt es nicht ausreichend Kontakt, interessiert sich keiner wirklich für seine Belange, werden ihm die eigenen Qualitäten und seine Fähigkeiten nicht so gespiegelt, wie es für eine gesunde Entwicklung seiner Identität nötig wäre. Es erfährt nie, dass seine bloße Existenz eine Bereicherung für sein Gegenüber darstellt.

In einer Langzeitstudie begleitete L. Alan Sroufe Menschen beginnend schon vor ihrer Geburt bis über das 30. Lebensjahr hinaus. Er kommt zum Ergebnis, dass die Qualität der Bindung, die ein Kind in den ersten beiden Lebensjahren erfährt, schwerer wiegt als spezifische Missbrauchserfahrungen in späteren Jahren.[4]

Es ist unwahrscheinlich, dass eine ähnliche Studie hierzulande grundlegend andere Ergebnisse hervorbringen würde. Von 900 Patientinnen in stationärer Suchtrehabilitation haben 53 Prozent körperliche Gewalt und 34 Prozent sexuelle Gewalt in ihrer Kindheit erfahren. »Nimmt man seelische Gewalt hinzu, haben 74 Prozent irgendeine Form von Gewalt erlitten«, berichtete Dr. Andreas Linde, Leitender Oberarzt der Klinik Königsfelden, in einem Vortrag auf der Jahrestagung »Sucht« 2010 in Basel. (Linde 2010) Bei der Anamnese von Opiat- und Mehrfachabhängigen wurde festgestellt, dass 25 bis 40 Prozent der männlichen und 50 bis 60 Prozent der weiblichen Personen sexuellen Missbrauch in der Kindheit erlitten haben. Menschen, die früh traumatisiert wurden, waren beim Einstieg in die Abhängigkeit jünger und wurden später häufiger Opfer von Gewalt. Sie berichteten von deutlich mehr Suizidversuchen und leiden vermehrt unter psychischen Begleiterkrankungen.

Noch zwei Zahlen geben zu denken: Jahr für Jahr werden hierzulande 1300 Schwangerschaften verdrängt. 270 Kinder werden überhaupt erst wahrgenommen, weil bei den werdenden Müttern Wehen einsetzen.[5] Es ist schon für einen Erwachsenen eine kaum zu ertragende Erfahrung, zwar mit Nahrung und Sauerstoff versorgt zu sein, aber ansonsten neun Monate nicht einmal wahrgenommen zu werden. Was mag das bei heranwachsenden Menschen bewirken, deren Gehirn und Nervensystem dringend auf Kontakt und Ansprache angewiesen sind?

Sie bekommen eine Ahnung davon, wenn Sie auf Youtube »Still Face Experiment«[6] eingeben. Der Psychologe Ed Tronick filmte Kinder im Alter von mehreren Monaten oder einem Jahr im engen Kontakt mit der Mutter. Nach ein paar Minuten wurde diese gebeten, mit regungslosem Blick (still face) über den Kopf des Kindes hinwegzuschauen und nicht mehr zu reagieren, ganz gleich, wie sich das Kleinkind verhält. Innerhalb kürzester Zeit sieht man die kleinen Wesen verzweifeln. In den Tonaufnahmen hört man das kleine Herz rasen, die Panik steht den Kindern ins Gesicht geschrieben.

In Psychotherapien, die das implizite Gedächtnis von Menschen erkunden, also jenen Anteil unseres Gedächtnisses, den man nicht bewusst erinnert, der aber wirkt, zeigt sich seit Jahrzehnten, dass unverarbeitete Erfahrungen aus früheren Generationen in das Erleben der Kinder und Kindeskinder einfließen. Inzwischen werden diese jahrzehntelangen Beobachtungen von der Wissenschaft bestätigt. In Experimenten mit Mäusen und Ratten konnten angstauslösende Stressfaktoren weitervererbt werden. Um auszuschließen, dass die Informationen durch Lernverhalten weitergegeben werden, zeugte man Nachkommen im Reagenzglas mithilfe von Leihmüttern. Und siehe da: Auch diese Nachkommen reagierten auf dieselben Angstauslöser wie ihre biologischen Eltern. (Dias und Ressler 2014)

An den Kindern von Holocaustüberlebenden sowie schwangeren Frauen, die den Anschlag auf das World Trade Center überlebt haben, konnte in mehreren Studien nachgewiesen werden, dass nachfolgende Generationen sehr viel häufiger Posttraumatische Belastungsstörungen erleiden als Menschen ohne diesen Erlebnishintergrund. (Yehuda 2002)

Übung: Wie geht es Ihnen jetzt?

Über Psychotrauma zu lesen, löst in manchen Menschen Unruhe und Unwohlsein aus. Wie geht es Ihnen in diesem Augenblick?

Schreiben Sie jetzt 15 Minuten darüber. Nehmen Sie dabei alle Ihre Reaktionen ernst. Vielleicht wecken die gelesenen Ausführungen Ihren Unmut, weil Sie sie für übertrieben halten. Vielleicht fühlen Sie sich gerade eher traurig. Es könnten sich Erinnerungen einstellen. Oder Angst?

1. Schalten Sie alle Störquellen aus und setzen Sie sich mit Schreibzeug bequem hin.
2. Spüren Sie Ihre Sitzhöcker auf dem Stuhl. Wenn Ihnen das schwerfällt, verlagern Sie das Gewicht nur ein wenig nach links und rechts und finden Sie abschließend die Mitte. Spüren Sie die Knochen jetzt? Atmen Sie tief durch. Lenken Sie nun Ihre Aufmerksamkeit in die Füße und nehmen Sie das Gewicht Ihrer Beine wahr, das auf ihnen ruht.
3. Beginnen Sie mit der direkten Erfahrung Ihres Körpers. Was erleben Sie gerade? Achten Sie auf Ihre Schultern. In welchem Spannungszustand befindet sich Ihr Bauch? Können Sie in Ihrer Herzgegend etwas wahrnehmen? Wie tief fließt Ihr Atem?
4. Achten Sie dabei darauf, wie es ist, das alles in Worte zu fassen.

Atmen Sie erleichtert auf? Wird Ihnen schwer ums Herz? Verstärkt sich die Spannung in Ihren Schultern? Sie müssen nichts Bestimmtes fühlen. Egal, was passiert, dokumentieren Sie es genau so.

5. Während Sie das alles in sich wahrnehmen: Erinnert Sie dieses Körpergefühl an etwas? Falls ja, woran? Wann haben Sie das schon einmal erlebt? Und wie ist es, das heute zu erinnern?
6. Schreiben Sie nicht länger als 15 Minuten. Lehnen Sie sich dann zurück und schließen Sie die Augen. Lassen Sie das Geschriebene nachklingen und dokumentieren Sie dann auch das.

Abgesehen von den Bewusstseinsinhalten, die während des Schreibens aufgetaucht sind, haben Sie nun auch erfahren, wie man während des Schreibens auf das eigene Erleben achtet. Ein weiterer wichtiger Schritt, um Heilschreiben zu praktizieren.

Bedeutet jede überwältigende Erfahrung ein Trauma?

Ob sich eine Erfahrung zu einem Trauma entwickelt, hängt von vielen Faktoren ab:

- Wie alt ist die betroffene Person zum Zeitpunkt des Ereignisses?
- Wie oft durchlebt sie es?
- Wie nah steht ihr die traumatisierende Person?
- Welche Qualität haben die Beziehungen, in denen die betroffene Person vor, während und nach dem Ereignis lebt?
- Hat die Person jemanden, mit dem sie darüber sprechen kann?
- Trifft die Person auf verständnisvolle oder mitfühlende Ohren?
- Kann jemand den Schmerz nachvollziehen?
- Ist jemand bereit zu helfen?

Am Beispiel sexueller Gewalt kann sich das so darstellen: Wenn sich ein Mädchen gegen den Angreifer erfolgreich zur Wehr setzt, darüber sprechen kann, von den Eltern aufgefangen und der Täter womöglich gefasst und bestraft wird, kann das Erlebnis an sich sogar zu einer Erfahrung der persönlichen Macht werden: »Ha, ich habe einen erwachsenen Mann in die Flucht geschlagen!« Das Mädchen wird sich danach sicherer, stärker und selbstbewusster fühlen. Der Halt, den es von den Eltern erfährt, wird seine Bindung an sie im positiven Sinne stärken.

Dagegen hinterlässt es mit Sicherheit negative Folgen, wenn ein Missbrauch innerhalb der Familie erfolgt, wenn das Mädchen nicht darüber sprechen darf, wenn es allein damit fertig werden muss, wenn es Angst haben muss, dass so etwas immer wieder passiert, wenn Strafe droht, falls es den Missbrauch öffentlich macht, oder wenn ihm sogar die Schuld dafür eingeredet wird: »Du willst es doch!«, »Du hast es nicht anders verdient«.

Posttraumatische Belastungsstörung

Die Weltgesundheitsorganisation (WHO) klassifiziert alle körperlichen und psychischen Krankheiten in einem System, der »International Statistical Classification of Diseases and Related Health Problems«, zu Deutsch: »Internationale statistische Klassifikation der Krankheiten und verwandter Gesundheitsprobleme« (ICD). Darin werden mögliche Folgen von Traumaerfahrungen fälschlicherweise als Posttraumatische Belastungs-»Störung« (PTBS) bezeichnet, was den Symptomen eine Aura von Krankheit verleiht. Dabei sind diese Folgen für die Psyche nur konsequent und müssten daher allenfalls als »Reaktion« bezeichnet werden.

Nach einem Trauma beklagen Menschen,

- dass nach einem Autounfall immer wieder Bilder vom Ereignis auftauchen, dass sie Geräusche des berstenden Glases nicht aus den Ohren bekommen oder immer wieder von dem Ereignis träumen. Das nennt man »Flashback«.
- dass sie Situationen, Orte oder Menschen meiden, die sie an die ursprüngliche Erfahrung erinnern könnten.
- dass sie unter einer anstrengend hohen Form der Wachsamkeit leiden, einer »Überwachheit«. Der Fachbegriff dafür ist »Hypervigilanz«. Sie sind ständig auf der Hut, schreckhaft, leiden unter Einschlaf- oder Durchschlafstörungen, Konzentrationsschwierigkeiten, Reizbarkeit, Wutausbrüchen, chronischer Unruhe und/oder Anspannung.
- dass sie sich zurückziehen, den Kontakt mit Menschen meiden, sich betäubt und/oder emotional stumpf fühlen.
- dass sie sich chronisch überfordert fühlen und unfähig sind, mit Zuversicht in die Zukunft zu schauen.

Dazu kommt, dass Symptome innerhalb von sechs Monaten nach dem Ereignis auftreten müssen, um als PTBS gewertet zu werden. Sie sehen allein daran, dass diese Diagnose allenfalls für Schocktraumata zutreffen kann, Entwicklungstraumata darin aber gar nicht abgebildet sein können.

Folgen von Schocktraumata

Erinnern Sie sich an den Auffahrunfall von Frau K. Schocktraumata rufen oft Symptome hervor, die dem ursprünglichen Ereignis zuzuordnen sind. So kann jemand nach einem Verkehrsunfall Angst im Straßenverkehr entwickeln. Nach einer Vergewaltigung können körperliche Nähe und Sexualität konfliktträchtig werden.

Ein Wohnungseinbruch kann bewirken, dass das Opfer sich mehrmals versichern muss, dass die Tür abgeschlossen ist, es denkt vielleicht ständig an die Wohnungstür. Ein Schocktrauma zeichnet auch aus, dass sich das Vorher in der Regel klar vom Nachher unterscheiden lässt.

Folgen von Entwicklungstraumata

Erinnern Sie sich an das Amöbenexperiment. Sobald ein Organismus in eine chronische Reaktion übergegangen ist, wird er sich an das Vorher gar nicht mehr erinnern. Manchmal gibt es nicht mal ein Vorher, weil das Leben des Betreffenden bereits so angefangen hat beziehungsweise er so lange von den wiederholten Erfahrungen begleitet wird, dass sie für ihn zu einem Normalzustand geworden sind. So werden sich manche Menschen erst in der Therapie darüber klar, dass sie Gewalt gegen sich selbst bisher nicht mal als solche identifiziert haben. Sie stellen erst dann chronisch hohe Muskelanspannung fest, weil sie Entspannung nicht kennen. Sie lernen erst dort, dass es ein Leben ohne Überwachheit gibt, dass man nicht ständig seine Antennen ausgefahren haben muss.

> Herr D. hat chronische Angst, angegriffen zu werden. Er fühlt diese Angst nicht, er nimmt sie nur als Vorstellung wahr. Er fühlt sich von Terroristen bedroht, von Ausländern, von Viren und Krankheiten, von Einbrechern oder, je nach Lebenssituation, auch von anderen Quellen, die berechtigt erscheinen. Aber kein Sicherheitsschloss an der Tür, kein Gesundheitscheck, kein Leben fernab konnten ihm helfen, sich dauerhaft besser zu fühlen.
> Herr D. erzählt mir, dass seine Mutter mit 17 Jahren viel zu jung war, um ein Kind zu bekommen. Nach und nach wird für ihn spürbar, dass ihn seine Eltern nicht haben wollten. Plötzlich versteht er, warum ihn seine Tante mehrmals als »Schlafzimmer-

unglück« bezeichnet hat. Als wir diese Erkenntnis erforschen, wird die unbewusste chronische Angst um sein eigenes Leben für ihn fühlbar. Je klarer ihm die frühe tatsächliche Bedrohung wird, desto mehr nimmt die Angst vor den imaginären Gefahren ab.

An diesem Beispiel wird deutlich, dass Herrn D. ein Vorher nicht bekannt ist, weil er schon im Mutterleib mit der Bedrohung leben musste.

Ein Entwicklungstrauma äußert sich also weniger in den oben erwähnten Symptomen einer PTBS (Flashback, Rückzug, Vermeidung und Überwachheit), sondern eher darin, dass Beziehungen nicht gelingen. Traumatisierte Menschen können Nähe nicht ertragen, sie fühlen sich anderen nicht zugehörig, sie spüren ihre eigenen Bedürfnisse nicht, es fehlt ihnen die Fähigkeit, sich auf gesunde Weise abzugrenzen, sie wagen nicht, ihr Leben zu leben, sie quälen sich mit Leistungsdruck oder können mit den Menschen, die sie lieben, keinen Sex haben, sie haben den Lebenssinn verloren oder wissen nicht, wer sie sind. Zudem ist ihr Leben von Selbstkritik, Selbstabwertung bis hin zu Selbsthass geprägt – sie haben eine schlechte Beziehung zu sich selbst.

»Traumatische Ereignisse schalten das soziale Netz aus, das dem Menschen gewöhnlich das Gefühl von Kontrolle, Zugehörigkeit zu einem Beziehungssystem und Sinn gibt.« (Herman 1993, S. 53)

Aufgrund meiner Begleitung von Menschen, die in der Regel Entwicklungstraumata erfahren haben, halte ich vor allem drei Gefühlszustände für chronisch dominant: Ängste, Scham und Wut. Ich bezeichne sie als »Bermudadreieck der Traumagefühle«, weil Betroffene darin teilweise oder ganz »untergehen«.

Können »Krankheiten« Traumafolgen sein?

Die Antwort lautet: Ja. Wie bereits erwähnt, hat die ACE-Studie den Zusammenhang zwischen Traumata in der Kindheit und dem Gesundheitszustand im Alter deutlich gemacht.

Mediziner bezeichnen als »Krankheiten«:

- Phänomene wie Krebs oder Autoimmunkrankheiten,
- Infektionen,
- degenerative Erkrankungen,
- bipolare Störungen, Borderline-Persönlichkeitsstörung, Schizophrenie, Psychosen.

Nach meiner Beobachtung ist auch die neuerdings gerne gestellte (Selbst-)Diagnose »Hypersensitivität« eine Traumafolge.

Den Begriff »Krankheiten« setze ich in Anführungszeichen, weil sich für mich immer noch die Frage stellt, ob ein solch komplexer Organismus wie der Mensch überhaupt »krank« werden kann. Führt man sich vor Augen, welch ungeheure Anpassungsleistung unsere Spezies im Laufe von Millionen von Jahren erbracht hat, kann man überlegen: Sind die Phänomene, die als »Krankheiten« bezeichnet werden, nicht eher Ausdruck einer gesunden Reaktion auf ungesunde oder krank machende Lebensverhältnisse? Um es noch deutlicher zu sagen: Sind diese als »Krankheiten« bezeichneten Phänomene nicht eher Ausdruck unserer *Gesundheit*?

Wenn Sie mehr darüber wissen wollen, lege ich Ihnen die Lektüre von Gabor Maté (2003) oder Bessel van der Kolk (2017) ans Herz.

Traumafolgen heilen

Lange Zeit ging man bei der Behandlung von Trauma-Folgestörungen davon aus, dass sich Patienten an das Trauma erinnern und dessen Verdrängung aufgeben müssten, damit die Folgen nachlassen. Aufgrund seiner Arbeit mit Vietnam-Veteranen stellte Bessel van der Kolk jedoch fest, dass das Erzählen oder Erinnern von Traumaerfahrungen sogar retraumatisieren kann.

»Wenn Erfahrungen traumatisieren, wenn die Gefühle die Affekttoleranz des Menschen übersteigen, dann schalten sich jene Teile des Gehirns ab, die notwendig sind, um die Vergangenheit von der Gegenwart zu unterscheiden.« (Fisher 2014) Diese Aussage gilt für die Therapie gleichermaßen. Wie kann also ein Trauma integriert werden, ohne dass es zu einer Retraumatisierung kommt?

Methoden, die die neuere Hirnforschung mit einbeziehen, behalten einerseits den aktuellen Zustand des Nervensystems im Auge und nehmen andererseits die Verzerrungen des Selbstbildes in den Fokus: Zu welchen Überzeugungen über sich und die Welt ist der Patient aufgrund des Traumas gelangt? Wie hat er sein Selbstbild und sein Weltbild verzerrt, um die Situation zu überleben? Denn wer nicht der sein darf, der er ist, muss wesentliche Teile seines Selbst unterdrücken. Dies erzeugt Wut, die viele Menschen gegen sich selbst richten. Wer aber sich selbst anfeindet, hat ständig bewusst oder unbewusst Angst. Symptome davon manifestieren sich in Unruhe, Anspannung und Stresssymptomatik, aus denen nicht zuletzt schwere Erkrankungen des Körpers erwachsen können.

Was verstehen wir unter einem Selbstbild?

Wenn ein Baby das Licht der Welt erblickt, hat es noch kein Bewusstsein darüber, wer es ist und in welche Welt es hineingeboren wurde. Wer es ist, erfährt es aufgrund dessen, was ihm gespiegelt wird. Erlebt es sich als wertvoll, als Bereicherung und als geliebt, wird es ein anderes Selbstbild entwickeln, als wenn ihm das Gefühl gegeben wird, unerwünscht zu sein, zu große Ansprüche zu stellen, oder wenn es seine natürlichen Impulse unterdrücken muss, um überhaupt wahrgenommen zu werden.

Babys und kleine Kinder können nicht anders, als die Reaktionen ihrer Umwelt auf sich selbst zu beziehen. Stellen Sie sich einen Zweijährigen vor, der sagt: »Mit meinen Eltern stimmt was nicht. Ich bin ein wunderbares Wesen, aber sie lieben mich nicht.« Aufgrund seines Bindungssystems identifiziert sich jedes Kind mit dem, was ihm entgegengebracht wird. Ja, das Klima, in dem es lebt, prägt sein Selbstbild.

Der englische Kinderarzt und Psychoanalytiker Donald Winnicott (1896–1971) beschreibt das folgendermaßen: »Die Mutter schaut das Baby an, das sie im Arm hält, das Baby schaut in das Antlitz der Mutter und findet sich selbst darin ... vorausgesetzt, dass die Mutter wirklich das kleine einmalige hilflose Wesen anschaut und nicht ihre *eigenen* Introjekte, auch nicht *ihre* Erwartungen, Ängste, Pläne, die sie für das Kind schmiedet, auf das Kind projiziert.« (Miller 1983, S. 59)

Warum dauern Folgen fort?

Nach einem Trauma sind unser Selbstverständnis und unser Bild von der Welt dauerhaft erschüttert. (Fischer 1999) Stellen Sie sich ein Mädchen vor, das in der Pubertät zu einer jungen Frau wird. Ihre äußeren Geschlechtsmerkmale bilden sich heraus, sie geht anders auf Menschen zu. Weil das Mädchen kein Kind mehr ist, nimmt es der Vater nicht länger auf den Schoß. Vielleicht aus Angst, ihre Grenzen zu überschreiten. Vielleicht auch nur, weil er so erzogen wurde, dass es nicht angemessen ist. Unter entsprechenden Rahmenbedingungen kann das junge Mädchen diesen Rückzug des Vaters auf sich beziehen und sich in ihrer gerade erst entwickelnden Weiblichkeit zurückgewiesen fühlen. Wird das nicht angesprochen und in die richtigen Bahnen gelenkt oder durch eine eifersüchtige Mutter sogar noch unterstützt, könnte die Heranwachsende in dieser Lebensphase zur Überzeugung gelangen, dass der Rückzug des Vaters ihre Schuld sei. Ihr Selbstbild könnte sich verzerren zu: »Mit mir stimmt was nicht.« Oder: »Weil ich so weiblich bin, verliere ich die Liebe meines Vaters.« Oder noch konkreter: »Meine Brüste sind schuld.«

Traumatisierende Erfahrungen durchwirken das Selbstbild und verzerren es. Die Realität wird fortan durch diese Verzerrung wahrgenommen und interpretiert. Natürlich kann diese junge Frau trotzdem heiraten und Kinder gebären. Aber sie wird vielleicht zeitlebens mit ihrem Körper hadern, sich unattraktiv machen, sich der Brüste schämen oder chronisch Ablehnung von Männern erwarten. Es braucht nicht viel Fantasie, um sich auszumalen, welche Nöte daraus entstehen.

Übung: Identitätsverzerrungen erkennen

Stellen Sie sich vor, als Frau in einem Körper zu leben, den Sie für die Ursache Ihrer Probleme halten. Geben Sie ihm die Schuld für Ihre Einsamkeit. Achten Sie nun darauf, was sich in Ihnen verändert, wenn ich Sie bitte, sich vorzustellen, dass Sie von einem attraktiven Gegenüber angelächelt werden. Was löst das in Ihnen aus?

- »Der Typ steht auf mich!«
- »Schon wieder einer, der mich auslacht.«
- »O Gott, wie ich nur aussehe.«
- »Hilfe, was will der von mir?«
- »Was habe ich falsch gemacht?«

Stellen Sie sich nun vor, als Frau mit Ihrem Körper zu 100 Prozent einverstanden zu sein, sich für attraktiv zu halten und sich wertzuschätzen, genauso, wie Sie sind. Was löst es nun in Ihnen aus, von einem attraktiven Gegenüber angelächelt zu werden?

Wie zeigen sich einschränkende Überzeugungen?

Diese Verzerrungen der Identität nehmen Sie an sich selten wahr, sondern allenfalls an einschränkenden, manchmal vernichtenden Überzeugungen, die daraus resultieren. Vielleicht kennen Sie Gedanken wie diese: »Das kann ich nicht. Die wollen nur kluge Menschen. So attraktiv werde ich nie...«

Diese Glaubenssätze können als innere Stimmen wahrgenommen werden. Manche Menschen lassen sich davon einschüchtern, treffen aufgrund dessen Lebensentscheidungen. Überzeugungen schränken ein, dämpfen die Lebensfreude. Offenheit, Neugier und Lust verhallen zugunsten von Gleichgültigkeit. Der Mut, auf andere zuzugehen, Neues in Angriff zu nehmen oder das eigene Potenzial zu leben, ist versperrt.

Wofür braucht man Überlebensstrategien?

Diese Überzeugungen bilden sozusagen unser Betriebssystem, das unser Erleben in bestimmte bevorzugte Bahnen lenkt. Sind wir überzeugt, hässlich zu sein, interpretieren wir Blicke anderer bevorzugt so: »Er schaut mich an, weil ich hässlich bin.« Das ist aber schwer zu ertragen. Um dennoch irgendwie lebensfähig zu bleiben, entwickeln wir eine Reihe von Strategien. Eine auf Scham basierte Strategie könnte sein, dass man sich zurückzieht, andere meidet oder sich in Lebensumfelder flüchtet, in denen das Aussehen kein Thema ist. Versucht man so eine Überzeugung mit Stolz zu kompensieren, könnte man den Körper im Fitnessstudio trainieren, sich liften lassen oder Operationen an sich vornehmen lassen, in der Hoffnung, dadurch attraktiver zu werden.

Sie merken schon: Das ist ein hoffnungsloses Unterfangen. Solange eine Frau ihr verzerrtes Selbstbild nicht in Augenschein nimmt, wird sie sich im Spiegel immer als noch nicht schön genug empfinden. Überlebensstrategien erzeugen Teufelskreise. Ihr Zweck ist es, den zugrunde liegenden Schmerz zu vermeiden. Aber indem er vermieden wird, kann er nicht aufgelöst werden und ruft weitere Strategien auf den Plan.

Deshalb werden in manchen psychotherapeutischen Theorien Überlebensstrategien abgelehnt. Ich persönlich halte sie für eine unglaubliche Leistung. Sie zeugen von Erfindungsreichtum und Kreativität und sind damit letztlich ein Spiegel des Selbst. In ihrem Kern verweisen sie darauf, wer jemand wirklich ist. Deshalb empfehle ich, Überlebensstrategien wertschätzend zu begegnen. Sie können sie nutzen, um mit ihrer Hilfe zu sich selbst vorzudringen.

Gängige Trauma-Überlebensstrategien

- Ein Trauma verschwinden lassen
- Den eigenen Körper nicht mehr wahrnehmen
- Sich selbst mit Gefühlen täuschen
- Sich mit Gedanken verwirren
- An falschen Erinnerungen festhalten
- Mit Beziehungen ablenken
- Das Alarmsystem abschalten

Ein Trauma verschwinden lassen

Das eigene Trauma nicht anzuerkennen ist, als würden Sie versuchen, einen Wasserball so tief unter die Wasseroberfläche zu drücken, dass ihn keiner mehr sieht. Je größer der Wasserball, desto schwieriger wird das. Bleiben wir bei diesem Bild, ergeben sich folgende Möglichkeiten:

- Sie können so tun, als wäre der Ball gar nicht da.
- Sie können ihn schönreden, kleinreden, erklären.
- Sie können sich für ihn entschuldigen oder schämen.
- Sie können versuchen, ihn loszuwerden, indem Sie ihn anderen unterjubeln.
- Sie können sich schuldig fühlen, diesen Wasserball überhaupt zu haben.
- Sie können auf ihn wütend sein, weil er Ihnen nicht von der Pelle rückt.
- Sie können Ihren Wasserball mit dem von anderen vergleichen: »Meiner ist doch nicht so groß, nicht so schlimm, nicht so hässlich...«

Indem Sie diese Strategien anwenden – andernfalls würde der Ball ja wieder an die Oberfläche kommen –, sind Sie ständig nur damit beschäftigt. Das macht hoffentlich deutlich, welche Kraftanstrengung diese Strategien erfordern.

Den eigenen Körper nicht mehr wahrnehmen

Wenn Sie den eigenen Körper nicht mehr wahrnehmen, müssen Sie auch keine unangenehmen Empfindungen mehr registrieren. Damit wird es aber auch schwer, die alltäglichen und ganz natürlichen Bedürfnisse zu spüren. Sie merken erst spät, wenn Sie frieren, Hunger haben oder zur Toilette müssen. Das gilt auch für Ihren Bedarf an Kontakt, Kommunikation und Berührung. Sie spüren Ihre körperlichen Grenzen nicht und arbeiten »bis zum Umfallen«. Oder Sie bekämpfen den eigenen Leib, zwingen sich zur Askese, stählen ihn oder lassen daran herumoperieren. Die Zahl der »Schönheitsoperationen« in Deutschland steigt stetig.

Zuerst sind Ihre Gefühle vielleicht nur unangenehm, aber irgendwie zu verkraften. Wenn Sie aber nicht mehr spüren, was Ihrem Körper guttut und was nicht, können sich »Krankheiten« entwickeln, ohne dass Sie es merken.

Sich selbst mit Gefühlen täuschen

Wenn die wahren Gefühle unerträglich sind, können Sie auf Illusionen ausweichen. Dann passiert es vielleicht, dass Sie sich von Menschen geliebt wähnen, die Ihnen Schaden zugefügt haben. Oder Sie interpretieren Gefühle falsch. Wenn Tränen laufen, halten Sie sie für Angst. Sie ballen die Fäuste, sprechen aber von Resignation. Sie zittern wie Espenlaub, interpretieren das aber als Trauer.

Eine weitere Strategie besteht darin, die wahren Gefühle auf das falsche Objekt zu richten. Sie sind wütend auf Ihren Partner, werfen ihm vor, dass er Sie nicht liebt, dabei fühlen Sie sich von Ihren Eltern nicht geliebt. Sie betrauern das Leid der Tiere in Tierheimen, anstatt den Verlust des eigenen Vaters zu betrauern, was Sie nach seinem Tod nicht durften. Sie haben Angst vor Ausländern, weil Sie sich die Angst vor den eigenen Eltern nicht eingestehen können. Alternativ dazu können Sie Ihre Gefühle auch komplett unterdrücken und in »Depression« verfallen.

Sich mit Gedanken verwirren

Sehr verlockend, weil gesellschaftlich hoch anerkannt, ist die Strategie, alles mit dem Kopf zu durchdringen, weil logische Schlussfolgerungen für objektiver gehalten werden als Empfindungen. Das wird zum Problem, wenn wir das konstruktive Denken nicht mehr vom chronischen, meist destruktiven Gemurmel unterscheiden können. Gedanken können nämlich alles Mögliche »beweisen«. Sie reden Ihnen ein, dass Sie verrückt sind, dass Sie sich schämen müssen für das, was Ihnen widerfahren ist, dass Sie nichts taugen, wertlos sind, keine Liebe verdient haben und so weiter. Um sich aus diesem Karussell zu befreien, analysieren Sie es – und beschleunigen es damit noch.

An falschen Erinnerungen festhalten

Viele Auseinandersetzungen basieren darauf, dass Menschen sich an dasselbe Ereignis unterschiedlich erinnern. Und jeder ist sich ganz sicher, dass seine Version die richtige ist. Dabei ist längst erwiesen, dass Erinnerungen trügerisch sind. Sie sind beeinflussbar, gerade unter traumatisierenden Bedingungen. Ein Trauma macht die Veränderung der eigenen Geschichte ja geradezu notwendig. So hängen Sie vermeintlichen Erinnerungen nach, die Sie in Wahrheit aber von etwas ablenken, das noch viel schlimmer ist. Dieser Tatsache wird oft zu wenig Rechnung getragen. Auch Gesprächstherapien leiden darunter.

Mit Beziehungen ablenken

Beziehungen sind das beste Spielfeld, Identitätsverzerrungen auszuagieren. In Partnerschaften passiert es immer wieder, dass Sie alles, was Sie in sich selbst nicht sehen wollen, auf den anderen projizieren. Quält Sie Verlassenheitsangst, sagen Sie dem Partner Affären nach. Wagen Sie es nicht, Ihr Leben selbst in die Hand zu nehmen, lasten Sie es ihm an, dass er Sie in Ihrer Autonomie behindert. Ist es mit Schmerz besetzt, eigene Bedürfnisse zu haben, werfen Sie anderen vor, immer nur an sich selbst zu denken. Sie fühlen sich manipuliert, glauben, Angst vor anderen zu haben oder niemandem vertrauen zu können. Indem Sie die Ursachen für Ihre Probleme dem Partner in die Schuhe schieben, vermeiden Sie es, das eigene verzerrte Selbstbild wahrzunehmen.

Das Alarmsystem abschalten

Wenn das persönliche Alarmsystem intakt ist, schlägt es sofort an, wenn Sie Gefahr wittern. Wuchsen Sie jedoch in einem Umfeld chronischer Gewalt auf, wird die Reizschwelle erhöht sein. Was andere als Gewalt erleben, halten Sie für normal. Haben die Eltern Sie verletzt, missbraucht oder in Ihrer natürlichen Entwicklung behindert, kommt es zur kompletten Fehlsteuerung, weil Sie als Kind bei Gefahr instinktiv Schutz bei den Eltern suchten. Übten diese jedoch Gewalt aus, mussten Sie das Alarmsystem abschalten, um zu überleben. In der Folge konnten Sie Gewalt nicht mehr wahrnehmen und begaben sich vielleicht in Situationen, die potenziell gefährlich waren. Oder Sie wähnten überall Gewalt, obwohl Sie sich in Sicherheit befanden. Selbst positiv zugewandten Menschen misstrauen Sie. Ängstlichkeit, Panikattacken, chronische Unruhe, die Unfähigkeit, sich zu entspannen, und vieles andere könnten die spürbaren Symptome davon sein.

Häufige Bewältigungsstrategien

Einige Bewältigungsstrategien habe ich nicht näher aufgeführt, weil sie so häufig auftreten und damit sehr geläufig sind: Alkohol, Medikamente, Drogen, Ablenkung durch Reisen, Arbeiten, Sammeln, harte körperliche Arbeit, Extremsport, sexuelle Höchstleistungen... Aber: Der Umkehrschluss, dass dies alles Überlebensstrategien sind, wäre eine Reduktion, mit der man Menschen allenfalls beschämt, in jedem Fall aber vorschnell verurteilt!

Teufelskreis Überlebensstrategie

Die Krux an all diesen und vielen weiteren Überlebensstrategien ist: Sie sind sehr, sehr raffiniert. Da sie auch gesellschaftlich gefördert werden – zum Beispiel Leistungsdruck –, fällt es vielen Menschen schwer, ihr Verhalten als Strategie zu entlarven.

Der Weg zur Heilung

Es gibt viele Vorstellungen davon, heil zu sein. Bevor Sie sich auf den Weg dorthin machen, sollten Sie wissen, wonach genau Sie eigentlich suchen. Hier einige Kriterien aus der Sicht des Heilschreibens.

Das Adjektiv »heil« kommt aus dem Germanischen und bedeutet »ganz, gesund, unversehrt«. Dieser Wortstamm findet sich im Englischen »whole« wieder. Das Substantiv »Heil« steht im Alt- und Mittelhochdeutschen für »Glück«. Als Synonyme gibt der Duden unter anderem »Gedeihen« und »Wohlergehen« an.

Wenn heilen »ganz werden« bedeutet, ist es nötig, dass alles in uns im Einklang steht: die Empfindungen in unserem Körper, unsere Gefühle, unsere Gedanken, unsere Vergangenheit, unsere Identität, unsere Wahrnehmung von der Umwelt. »Gedeihen« verweist darauf, dass heil sein mit Veränderung zu tun hat, also nicht Stillstand bedeutet. Heil ist demnach nicht ein Status quo, wie vielfach gehofft, sondern eine auf Ganzheit, Wohlergehen und Glück ausgerichtete Bewegung.

Diese Definition bleibt immer noch etwas schwammig. Deshalb will ich nachfolgend versuchen, sie zu konkretisieren, indem ich auf menschliche Fähigkeiten und Qualitäten verweise, die sich im Laufe der Evolution als sinnvoll und erfolgreich erwiesen haben. Sich mit ihnen zu befassen, liefert gute Hinweise darauf, wie heil sein aussehen kann.

Was bedeutet heil sein?

Heil sein bedeutet, Symbiose leben zu können

Symbiose bezeichnet das Zusammenleben von Organismen, das den Beteiligten im Sinne einer Win-win-Situation Vorteile bietet. Menschen beginnen ihr Leben in einer Symbiose mit einem anderen Organismus: mit dem ihrer leiblichen Mutter. Ohne die Fähigkeit zu verschmelzen könnten Menschen nicht überleben. Damit neues Leben entsteht, muss das weibliche Ei den männlichen Samenfaden in sich eindringen lassen, es muss mit ihm eins werden – spiegelbildlich zur körperlichen Vereinigung von Mann und Frau. Darauf folgt die Einnistung: Der Mutterleib muss dem Ei die Erlaubnis dafür geben. Was einfach klingt, ist hochkomplex und klappt oft nicht. Gelingt es, können beide Seiten davon gewinnen: Die Mutter nährt das heranwachsende Kind, sodass es gedeihen kann. Das Kind nährt die Mutter mit Freude, Lebenssinn, Verbundenheit und Glücksgefühlen.

Auch wenn es für Erwachsene nicht angemessen ist, dauerhaft in dieser tiefen Abhängigkeit von einer anderen Person zu verbleiben, so ist die Fähigkeit dazu sinnvoll. Menschen brauchen die Verschmelzung nicht nur in der Sexualität. Sie ermöglicht auch das gesunde Zusammenspiel in der Gesellschaft: Heil sein bedeutet offen zu bleiben für den symbiotischen Austausch mit anderen, ohne dabei zu verlieren, was man sich im Laufe des Erwachsenwerdens angeeignet haben sollte: einen gesunden Sinn für sich selbst. Verschmelzung ist auch notwendig, um sich über irdische Belange hinaus mit Spirituellem oder Göttlichem beschäftigen zu können.

Heil sein bedeutet Neugier, Wissensdurst und Forschergeist

Damit ist das gesunde Bedürfnis gemeint, die Erscheinungen in dieser Welt zu erforschen. Das tut der Mensch in verschiedenen Lebensphasen auf unterschiedliche Weise. Solange sich das Kind noch nicht eigenständig bewegen kann, versucht es, seine Umgebung mit den Sinnen zu erforschen. Dann kommen Greifbewegungen hinzu.

Bald beginnt es sich von den Bindungspersonen, meist den leiblichen Eltern, wegzubewegen, Gegenstände anzufassen und in den Mund zu stecken. Die Welt wird mit allen zur Verfügung stehenden Sinnen »begriffen«, tatsächlich »einverleibt«, um sich in der Folge weniger von ihr bedroht zu fühlen.

In heilen Erwachsenen ist dieses biologisch angelegte Verhalten der Neugier weiterhin aktiv. Es zeigt sich in Form von Wissensdurst und Forschergeist. Diese gesunden Bedürfnisse ermöglichen geistiges, emotionales und spirituelles Wachstum.

Neugierig zu sein setzt voraus, dass man offen bleiben kann, anstatt sich hinter festen Vorstellungen zu verbarrikadieren. Diese Offenheit verlangt Mut. Dass man zu alldem fähig ist, erfordert ein gesundes Verhältnis zur eigenen Aggression in ihrer ursprünglichen Bedeutung: aggressio, lateinisch für »sich auf etwas oder jemanden zubewegen«.

Heil sein heißt, mit Worten und Handlungen etwas zu bewegen

Von Kindesbeinen an wollen Menschen etwas bewirken. Für sie ist es sogar überlebensnotwendig, etwas bewirken zu können. Das wird klar, wenn man sich ein Baby vorstellt, das Hunger hat. Es weint. Bekommt es Nahrung, beruhigt es sich. Bekommt es keine Nahrung, wird es lauter weinen oder anfangen zu schreien. Es will bewirken, dass es verstanden und versorgt wird. Wird es dennoch nicht gehört oder gar für sein Weinen oder Schreien bestraft, wird es lernen, dass der Wunsch, etwas zu bewirken, negative Folgen nach sich zieht. Wenn dieser Mensch erwachsen wird, ist Wirksamkeit gekoppelt mit Strafe. Er wird nichts mehr bewirken wollen und sich dem Leben eher ausgeliefert fühlen. Das Leben »passiert« ihm, andere bestimmen über ihn.

Zum Heilsein gehört, dass man sich seiner Wirksamkeit bewusst ist. Im positiven wie im negativen Sinne. Heil sein ist die Fähigkeit, zu erkennen, dass die eigenen Gedanken, Worte und Handlungen etwas bewegen. Das, was man erlebt, hat etwas mit einem selbst zu tun – ob das nun angenehm ist oder nicht –, und man übernimmt entsprechend Verantwortung dafür.

Heil sein bedeutet, die Zukunft als Chance für Wachstum anzunehmen

Zum Heilsein gehört auch eine positive Grundausrichtung. Wir erwarten, dass wir uns selbst gut entwickeln, dass das Leben immer wieder positive Wendungen nimmt, dass alles einen Sinn hat. Herausforderungen werden als Wachstumschancen erfahren anstatt als Hemmnisse. Selbst Krankheiten können als Wegweiser verstanden werden, innezuhalten, das eigene Leben und Handeln zu überdenken und angemessene Kurskorrekturen vorzunehmen. Je wirksamer sich ein Mensch erfährt, desto zuversichtlicher wird er sein.

Heil sein heißt, eine gesunde Sexualität zu leben

Damit die Spezies Mensch fortbesteht, ist das Bedürfnis sich fortzupflanzen in uns angelegt. Bevor die Befruchtung durch Reproduktionsärzte möglich wurde, setzte die Fortpflanzung Geschlechtsverkehr voraus. Und obwohl manchmal gerne vermittelt wird, dass Sexualität nur der Fortpflanzung diene, sind Wissenschaftler davon überzeugt, dass Sexualität noch ganz andere Funktionen aufweist. »Sex ist die intimste Form der Kommunikation, die uns Menschen zur Verfügung steht«, schreibt Christoph Joseph Ahlers, Sexualwissenschaftler und Psychologe an der Berliner Charité. Er zählt auf, was dadurch alles vermittelt werden kann: sich wahrgenommen, ernst genommen und angenommen fühlen, das Bedürfnis nach Aufmerksamkeit, Beachtung, Zuneigung und Zuwendung, nach Zugehörigkeit, Geborgenheit, Sicherheit, Vertrauen und Nähe. »Sexualität ist die intimste Möglichkeit, die Erfüllung dieser Grundbedürfnisse körperlich und seelisch zugleich erfahrbar und erlebbar zu machen.« (Ahlers 2015, S. 13)

In der Sexualität spiegeln sich wesentliche Aspekte der Selbstwahrnehmung wie auch der Beziehungsfähigkeit: Akzeptiere ich meinen Körper? Kann ich mich auf den anderen einstellen, ohne mich selbst dabei zu verlieren? Wage ich es zu verschmelzen? Weiß ich dann noch, wer ich bin? Kann ich meine Bedürfnisse mitteilen? Bin ich bereit, Neues auszuprobieren und zu entdecken?

Heil sein heißt, zu allen Aspekten der Sexualität Zugang zu haben: zu Verletzlichkeit und Aggression, zu Lust und Empathie, zu Neugier, Abenteuerlust und Verantwortungsgefühl. Nicht umsonst zählt es zu den größten Herausforderungen des Menschen, eine gesunde Sexualität zu leben.

Heil sein bedeutet, sich selbst liebevoll zu behandeln

Indem Sie von anderen liebevoll gepflegt und liebkost werden, indem Ihnen gespiegelt wurde, wie wertvoll und wunderbar Sie sind, lernten Sie, eine wertschätzende Haltung sich selbst gegenüber einzunehmen. Auf Signale Ihres Organismus zu hören, sich in sich wohlzufühlen, sich liebevoll zu behandeln, all das ist Ausdruck von heil sein. Dazu zählt auch, sich dem Körper zuzuwenden, wenn er schmerzt, und ihm zugewandt zu bleiben, selbst wenn er sich verändert oder altert. Heil sein könnte man als stabile Freundschaft mit sich selbst bezeichnen, unabhängig von äußeren und inneren Umständen.

Heil sein bedeutet, aufmerksam im Hier und Jetzt zu sein

Eine eher neue Erkenntnis der Neurowissenschaft ist, dass uns Tagträumereien nicht so glücklich machen, wie man annehmen könnte, sondern mitunter sogar ernsthafte Probleme bereiten.

Fast 5000 Teilnehmer einer Studie wurden via einer App mehrmals am Tag gefragt, was sie gerade taten, woran sie dachten und wie es ihnen dabei ging. Es stellte sich heraus, dass die Teilnehmer fast die Hälfte der Zeit ihren Geist wandern ließen, ganz unabhängig davon, womit sie gerade beschäftigt waren. Daher nannten die Wissenschaftler ihren Artikel »A Wandering Mind is an Unhappy Mind« (»Ein wandernder Geist ist ein unglücklicher Geist«). (Killingsworth et al. 2010) Die Forscher fanden heraus, dass Menschen sich sogar wohler fühlen, wenn sie sich auf eine negative Erfahrung im derzeitigen Moment konzentrieren, als wenn sie vom Sex mit einer Fantasiefigur träumen. Die jahrtausendealten Predigten der Hindus, Sufis oder Buddhisten, die eigene Aufmerksamkeit ins Hier und Jetzt zu lenken, sind inzwischen wissenschaftlich unterfüttert. Das Problem ist nur: Wie schafft man das?

Wenn Sie sich das Bild des Wasserballs in Erinnerung rufen, wird schnell klar, wie sehr uns unsere Überlebensstrategien mit einem Trauma und damit mit Ereignissen aus unserer Vergangenheit verbinden. Unsere Aufmerksamkeit tut sich entsprechend schwer mit dem Hier und Jetzt. Und so kommt es, dass Sie einer Person gegenüber Argwohn empfinden, die Ihnen wohlgesonnen ist – oder einer anderen misstrauen, die offen und ehrlich Ihnen gegenüber ist. Je mehr Sie sich aus der Vergangenheit lösen und im Hier und Jetzt ankommen, desto mehr können Sie die Welt so wahrnehmen, wie sie wirklich ist. Präsent sein, das Hier und Jetzt wahrnehmen, ist ein Ausdruck von heil sein.

Heil sein bedeutet, sich mit anderen verbunden zu fühlen

Im Menschen ist es biologisch angelegt, verbunden zu sein. Zahlreiche Studien belegen, dass Menschen Herausforderungen leichter meistern, wenn sie sich verbunden fühlen. Die *Social Baseline Theory* (Clan 2015) besagt sogar, dass das menschliche Gehirn Zugang zu sozialen Beziehungen erwartet. Die *Social Baseline*, also den »Normalzustand der Verbundenheit«, erreichen Sie, indem Sie neuronale Repräsentation von positiven Bindungspersonen in Ihr Selbst integrieren. Einfacher ausgedrückt: Je mehr positive Bindungserfahrungen Sie gemacht haben, desto leichter wird Ihnen das Leben von der Hand gehen, und zwar auf kognitiver, emotionaler und körperlicher Ebene.

Heil sein heißt also, sich verbunden zu fühlen, Hilfe und Unterstützung annehmen wie auch geben zu können und so zu einem gesunden Austausch von Kräften und Ideen zu gelangen. Man kann die Vorteile dieses Austauschs genießen wie auch die Verantwortung dafür übernehmen, die daraus entsteht. Um das zu ermöglichen, haben Sie Freude an der körperlichen wie emotionalen Nähe sowie ein Grundvertrauen in andere. Heil sein bedeutet auch, verletzte Bindungen zu reparieren.

Heil sein bedeutet, mit sich und anderen mitfühlen zu können
Die Forschung geht aktuell davon aus, dass Menschen die Gefühle eines Gegenübers mithilfe der Spiegelneuronen wahrnehmen. (Bauer 2006) Sie fühlen mit. Das ist eine gesunde, natürliche und biologisch angelegte Fähigkeit. Indem sie mitfühlen, fällt es dem Gegenüber leichter, die Gefühle des anderen zu fühlen, ganz nach dem Motto: »Geteiltes Leid ist halbes Leid«. Das Gleiche gilt für Sie selbst: Wenn Sie mit Wohlwollen auf sich selbst schauen, wird das Leben auch in schwierigen Situationen leichter. Heil sein bedeutet also, mitfühlen zu können – mit anderen genauso wie mit sich selbst.

Heil sein bedeutet, die eigenen Bedürfnisse ernst zu nehmen
Kinder sind vollständig davon abhängig, dass ihre Bedürfnisse von anderen gestillt werden. Erwachsene sind in der Regel in der Lage, selbst dafür zu sorgen, dass ihre Bedürfnisse befriedigt werden. Das setzt allerdings voraus, dass sie ihre Bedürfnisse wahrnehmen, richtig interpretieren und ernst nehmen. All das gehört zum Heilsein.

Heil sein bedeutet, dass alles mit allem verbunden ist
Im Alltagsbewusstsein könnte man leicht annehmen, dass jeder Mensch für sich ein völlig separates Individuum ist. Bei näherer Betrachtung stellt man jedoch fest, dass alles miteinander verbunden ist. Menschen sind beeinflusst vom Wetter, von der Natur, von ihrer Umgebung, von anderen Menschen, selbst von den Bewegungen der Planeten. Was ist das, das alles miteinander verbindet? Heil sein ist die Fähigkeit, sich diesen Fragen zu stellen und eigene Antworten darauf zu finden.

Heil sein bedeutet, Veränderungen als Abenteuer zu betrachten

Dass das Leben von steter Veränderung geprägt ist, ist nicht nur eine Weisheit alter Gelehrter, sondern tägliche Realität. Menschen altern jeden Tag um 24 Stunden. Aus kleinen Kindern werden Erwachsene. Neue Ereignisse, die Sie in Form von Nachrichten ereilen, erschüttern Ihren Wunsch nach Stabilität. Freundschaften kommen und gehen. Die Erde ist immer nur einen Augenblick am selben Platz, im nächsten hat sie sich schon fortbewegt – mit einer mittleren Bahngeschwindigkeit von 107 208 Stundenkilometern. Heil sein heißt, Veränderungen willkommen heißen zu können, sich an ihnen zu erfreuen und sie als Abenteuer zu betrachten.

Heil sein bedeutet, aktiv zu sein

Solange Sie Ihr Trauma nicht für wahr nehmen, brauchen Sie Überlebensstrategien, um es vom Licht des Bewusstseins und der Öffentlichkeit fernzuhalten. Sie müssen ständig auf der Hut sein, dass es nicht an die Oberfläche kommt. Damit halten Sie sich in einer Abwehrhaltung gefangen. Sie sind reaktiv. Sie achten auf die Umwelt und parieren das, was auf Sie zukommt. Heil sein heißt, das Leben zu gestalten, aus sich heraus zu schöpfen, aktiv statt reaktiv zu leben.

Heil sein bedeutet, für alle Gefühle offen zu sein

Wenn es um Gefühle geht, wird oft geraten, sie zu verstehen. Ratgeber beschäftigen sich damit, wie Leser mehr Glück oder Liebe und weniger Ängste und Depression erfahren. Wut und Aggression soll man bewältigen, Trauer verarbeiten. Es scheint gute und schlechte Gefühle zu geben.

Zum Heilsein gehört, für alle Gefühle offen zu sein, ihnen mit Neugier zu begegnen, sie willkommen zu heißen und sich ihnen zu stellen. Es ist ein Ausdruck von heil sein, dass man Gefühle »halten« kann.

Heil sein bedeutet, sich seiner selbst gewiss zu sein

Je erwachsener Sie werden, desto mehr sollten Sie wissen, wer Sie sind. Heil sein heißt, Zugang zu den eigenen Gefühlen und Bedürfnissen zu haben, sich mit dem eigenen Körper verbunden zu fühlen, einen eigenen Willen zu haben und ihm Ausdruck zu verleihen. Es ist die Fähigkeit, die eigenen körperlichen und emotionalen Grenzen sowie die eigenen Begabungen und Talente realistisch einschätzen zu können. Sie wissen, wer und was zu Ihnen passt, Sie zeigen sich gerne, es ist Ihnen eine Freude, Ihrem Selbst Ausdruck zu verleihen. Sie sind mit sich selbst, Ihrem Körper, Ihren Gefühlen und Ihrem Leben einverstanden und können sich wertschätzen, unabhängig von der Anerkennung, den Erwartungen oder Urteilen anderer. Dazu gehört auch die Klarheit, sich von anderen sowie der Umwelt zu unterscheiden. Sie haben Ihren Platz im Leben und können aus allem, was Sie erleben, einen Sinn ziehen.

Heil sein bedeutet, vollständig zu werden

Je mehr Elemente des Heilseins Sie integrieren, desto vollständiger werden Sie:

- Sie können Ihre Vergangenheit integrieren und damit alle Elemente von autobiografischer Erinnerung miteinander verweben.
- Sie können sich an vergangene Erlebnisse erinnern, verlieren sich aber nicht darin.
- Sie können sich auf die Zukunft freuen und die Veränderungen willkommen heißen.
- Sie können sich von anderen Menschen unterscheiden, die Unterschiede anerkennen und sich davon bereichern lassen.
- Sie können sich trotz erheblicher Differenzen mit anderen Menschen verbunden fühlen.
- Sie können gleichzeitig gegensätzliche Bedürfnisse in sich halten. Zum Beispiel könnte ein Anteil es schätzen, allein zu sein, ein anderer aber hat das Bedürfnis nach Gesellschaft. Anstatt sich zer-

rissen zu fühlen, erleben Sie das als Komplexität und Reichtum und können angemessen damit umgehen.

Übung: Ihre Kriterien dafür, heil zu sein

Lassen Sie sich von den genannten Gedanken inspirieren und entdecken Sie Ihre eigenen Kriterien für das Heilsein. Was sind für Sie Anzeichen dafür, dass Sie heil sind? Und wo auf einer Skala von 0 (nicht verwirklicht) bis 10 (total verwirklicht) stehen Sie dabei?

- Nehmen Sie ein Blatt Papier zur Hand. Schreiben Sie die oben aufgezählten Kriterien, die Sie für sich als relevant halten, links an den Rand und daneben eine Zahl zwischen 0 und 10, um auszudrücken, wie sehr Sie diesen Punkt in Ihrem Leben verwirklicht sehen.
- Finden Sie eigene Kriterien für Ihr Heilsein. Welche Qualitäten und Fähigkeiten halten Sie unter dem Aspekt heil sein für wichtig? Während Sie das in sich erforschen, achten Sie darauf, was Sie dabei erleben.
- Was haben Sie bisher für heil sein gehalten, was Ihnen nun gar nicht mehr so wichtig erscheint?

Wiederholen Sie diesen Check alle paar Wochen und machen Sie sich bewusst, ob und wie sich Ihre Liste ändert. Und wie es dazu kam, dass sich Ihre Kriterien geändert haben.

Warum Transformation?

Der Heilung dienlich ist die Bereitschaft zur Transformation. Solange Sie sich darauf konzentrieren, »Veränderungen« herbeizuführen, beschränken Sie sich darauf, dass bereits Bestehendes anders wird. »Transformation« dagegen bedeutet, dass sich das Bestehende in etwas Neues verwandelt. Veränderung ist, wenn aus einem Welpen ein erwachsener Hund wird. Transformation ist, wenn aus einer Raupe ein Schmetterling wird. Eine Veränderung ist, wenn jemand am Fließband steht und statt Milchkartons nun Apfelkisten stapelt. Transformation ist, am Fließband zu entdecken, dass man eigentlich das Zeug zum Maurer hat, und dann, statt weiter Kisten zu stapeln, Häuser baut. Veränderung heißt, dass ein chronischer Angstzustand infolge von Trauma ein bisschen leichter wird und wir uns ein bisschen weniger von der Welt zurückziehen als zuvor. Transformation ist, wenn man den sozialen Rückzug untersucht, den man aufgrund der Traumatisierung unternommen hat, und im Rückzug die eigene Lebenskraft entdeckt und sie anschließend nutzt, liebevolle Beziehungen herzustellen.

Erlauben Sie sich, Transformationen zu erwarten, anstatt sich mit bloßer Veränderung zufriedenzugeben. Hierzu ein Beispiel aus meiner Praxis.

Herr W. kann nicht vertrauen

Herr W. nahm das Thema »Vertrauen« ins Visier seines Heilschreibens. Beim Erkunden dieses Themas spürte er, wie er dabei den Bodenkontakt verlor. Obwohl seine Füße fest auf dem Boden ruhten, hatte er das Gefühl, sie würden schweben. Da war ein Zug in seinen Schenkeln, eine Aufwärtsbewegung. Und je mehr er seine Empfindungen wahrnahm, desto deutlicher wurde ein Bild: Er kam sich vor, als würde er in einem Gleitschirm hängen, Hunderte Meter über der Erde. In der Luft zu hängen, das also war das Gefühl, mit dem »Vertrauen« für ihn verbunden war.

Im nächsten Schritt bemerkte er, dass er in den Gleitschirm aber genauso wenig vertrauen konnte. Anstatt sich darin hängen zu lassen und entspannt über die Erde hinwegzusegeln, spürte er einen Zug in den Armen, als würde es einen Absturz verhindern können, wenn er sich an den Schnüren des Schirms hochzog. Je länger er in dieser Erfahrung verweilte, desto klarer wurde ihm: »Wenn ich vertraue, bin ich sicher, dass ich fallen gelassen werde.« Dieser Satz katapultierte ihn zurück in das Erleben seiner Kindheit. Da gab es keine Ruhe, keinen Zusammenhalt, kein Vertrauen. In der Familie spielte einer den anderen aus, er selbst hatte sich je nach Gefahrenlage einmal auf diese, ein anderes Mal auf jene Seite geschlagen, nur um irgendwie durchzukommen. Die Not seiner Kindheit kam nach und nach bei ihm an. Indem er sie anerkannte und mit allen damit verbundenen Gefühlen des Schmerzes zu sich nahm, geschah die Transformation: Indem er in dieser – seiner – Wahrheit verweilte, trat eine Sehnsucht immer stärker in den Vordergrund, wie ein Baby auf der Brust eines Erwachsenen liegen zu dürfen und sich um nichts kümmern zu müssen. Er schrieb über die Erfahrung der Wärme, die sich einstellte. Die Ruhe wurde für ihn spürbar, er konnte sogar den Herzschlag in dieser großen Brust hören, auf der er lag. Da war Frieden.

Sein Erleben transformierte sich. Auch in seinem Körper kehrte Ruhe ein, er nahm eine Stille wahr, wie er sie zuvor nicht gekannt hatte. Da war Sicherheit und nicht mehr der geringste Drang, irgendetwas tun zu müssen. Er konnte entspannen. Er hatte einen Geschmack davon bekommen, wie sich Vertrauen anfühlen kann. Das Gefühl, in einem Gleitschirm zu hängen, wich dem Gefühl, entspannt auf einer großen Brust zu liegen.

Warum heilt ein Trauma nicht von selbst?

Verletzungen der Haut heilen selbstständig, Knochen wachsen wieder zusammen. Aber die Folgen von Psychotrauma scheinen sich hartnäckig der Heilung zu verweigern. Warum eigentlich?

Wenn jemand als Kind traumatisiert wurde und den Schmerz, den Schrecken und die Angst von sich fernhält, ist es so, als würde er dieses verletzte, verschreckte Kind in einen Keller sperren: Er will mit diesem Kind nichts mehr zu tun haben. Er nimmt es nicht länger wahr. Er kriegt nicht mit, wie es sich fühlt, was in ihm vorgeht, worunter es leidet.

Ähnlich wie ein Kind aus Fleisch und Blut, das ohne Kontakt und Ansprache geistig und emotional verkümmert, wird sich auch dieses innere Kind nicht weiterentwickeln. Es wird allenfalls ab und zu aufbegehren und je nach Möglichkeit schreien, weinen, traurig sein oder auf andere Weise seine Not kundtun.

Sie kennen das vielleicht: Menschen, die emotional in Stress geraten, sprechen plötzlich wie Kinder. Der Dialekt ihrer Kindheit bricht durch, die Sätze werden einfacher konstruiert, Kunstwörter tauchen auf, oft wird auch die Stimme höher. Wer darin geschult ist, kann sehen, dass sich dieses innere Kind sogar in der Körperhaltung dieses Erwachsenen ausdrückt. Das ganze Verhalten und die Reaktionen insgesamt werden kindlicher. Besonders bei Trennung von Partnerschaften tritt das oft zutage oder bei Erbschaftsthemen. Menschen, die sonst gefasst und nüchtern wirken, verhalten sich plötzlich infantil. Sie schreien, streiten, schlagen physisch und emotional um sich.

Auch in der Politik finden sich Beispiele, zum Schrecken ganzer Nationen. Diese weggesperrten Kinder sind nicht nur verletzt und traurig, sie können eine immense Wut entwickeln, eine Mörderwut sogar, unter der dann viele Menschen zu leiden haben und die nicht wenigen Haus und Hof, nicht selten sogar das Leben kostet. Andere richten diese Mörderwut gegen den eigenen Organismus und vernichten sich nach und nach selbst. Diese »kindlichen Anteile« werden erst erwachsen, wenn man ihnen in ihrer tatsächlichen Not emotional begegnet.

Übrigens: Ich spreche hier immer von *einem* Kind oder *einem* kindlichen Anteil. Meiner Beobachtung nach trägt jeder viele kindliche Anteile in sich.

Herr P. ist nicht geliebt worden

Herr P. wurde gleich nach der Geburt in ein Heim gegeben und kam erst im Alter von sieben Jahren zu seiner Familie zurück. Dieser innere Anteil des Heimkinds ist stark, rebellisch und sehr wütend, was Herrn P. vor allem beruflich große Probleme bereitet. Es braucht nicht viel, damit er aufbraust und sein Gegenüber einschüchtert. Besonders wenn er mit Ablehnung konfrontiert wird, schlägt er um sich, durchaus auch mit Fäusten. Dabei müsste ihn das heute als bald 50-jährigen Unternehmer nicht mehr tangieren. Um dieses verletzte Heimkind nicht wahrnehmen zu müssen, hat er die Strategie entwickelt, sich selbst für ein schwieriges Kind zu halten, unter dem seine Eltern sehr gelitten haben. So musste er den Schmerz nicht spüren, weggegeben worden zu sein, von einer Schule in die nächste verfrachtet worden zu sein, sein Abitur in einem Internat für schwer erziehbare Kinder gemacht zu haben. Zu dieser Strategie gehörte, dieses verletzte Kind in sich mithilfe der Therapie loswerden zu wollen. Es sollte endlich Ruhe geben. Ich empfahl Herrn P., über diesen verletzten ungeliebten Anteil von sich zu schreiben. Ihm zu begegnen, war das Letzte, was er sich wünschte, aber er ließ sich dennoch auf das Experiment ein. Als er nach und nach mit seinem Schmerz in Berührung kam, weggegeben worden zu sein, entwickelte er Mitgefühl für sich. Er begann Verständnis zu haben und ihm wurde klar, dass sein Therapieziel, diesen »aggressiven Anteil« loszuwerden, Teil seiner Überlebensstrategie war: Er setzte fort, was seine Eltern mit ihm begonnen hatten: ihn loszuwerden. Er verstand, dass er den

Anlass für seine Wutausbrüche ständig in sich selbst trug. In dem Maße, wie er aufhörte, sich selbst für ein schwieriges Kind zu halten, in dem Maße, wie er seine Wutausbrüche für die erfahrene Behandlung als angemessen erkannte, nahmen seine »Empfindlichkeit« und seine Wutausbrüche ab.

Wie heilen Traumafolgen?

Haut verheilt, wenn man sich der Wunde bewusst wird, sie anerkennt, sie reinigt und pflegt – wenn man also Umstände schafft, in denen sie heilen kann. Mit einem Psychotrauma verhält es sich ähnlich. Wenn Sie den Rahmen zur Heilung seelischer Wunden schaffen, lassen sich auch deren Folgen heilen. Zu diesem Rahmen gehört:

- *Wahrnehmen:* Sie spüren, dass etwas nicht stimmt.
- *Erkennen:* Sie spüren nach, was sich nicht stimmig anfühlt, und suchen nach der Bedeutung.
- *Anerkennen:* Sie stellen sich Ihrer Wunde: Es ist meine, sie gehört zu mir.
- *Erforschen:* Sie finden heraus, was alles dazugehört. Welche Identifikationen liegen meiner seelischen Wunde zugrunde?
- *Transformieren:* Sie suchen nach dem Gegenmittel.

Was kann zum Heilwerden beitragen?

Am Beispiel von Herrn P., der als Heimkind aufwuchs, lässt sich erkennen, wie er dafür sorgte, dass seine Traumawunden nicht heilen konnten: Die Wahrheit »Ich wurde als Kind weggegeben« war unerträglich. Indem er über sich selbst urteilte, ein schwieriges Kind gewesen zu sein, vermied er den Schmerz, weggegeben worden zu sein. Indem er dem Schmerz aus dem Weg ging, hielt er das Trauma am Leben.

Sobald er diese Identifikation entlarvte, begann er zu unterscheiden, dass er zwar weggegeben wurde, aber kein Mensch ist, der es verdient hatte, weggegeben zu werden. Er konnte die Identität des »Weggegebenen« zugunsten der Tatsache aufgeben, dass er weggegeben wurde.

In der Folge wurde es immer leichter für ihn, die Tat seiner Eltern von der eigenen Identität zu unterscheiden. Je klarer ihm seine Verletzung wurde, desto erwachsener konnte er im Heute mit Abweisung umgehen.

Damit sich die negativen Folgen unserer Traumata auflösen können, ist es wichtig, zu unserer Wahrheit zu gelangen. Dafür müssen Sie Ihre Aufmerksamkeit keineswegs immer in Ihre Kindheit lenken. Oft genügt es, Ihre Reaktionen im Hier und Heute ernst zu nehmen und sie genau zu untersuchen. Wie Herr P. seine Wutausbrüche. Über sie gelangen Sie direkt zu den Überzeugungen über sich. Bei Herrn P. lautete sie: »Ich bin schwierig und deswegen nicht liebenswert.« Sobald diese Überzeugungen ins Bewusstsein gehoben und im Hier und Heute überprüft werden, öffnen Sie die Tür zu einer tieferen Erfahrung der Selbstannahme und Selbstliebe, Sie werden ein Stück heiler. Herr P. kann sich zum Beispiel fragen: »Stimmt es denn auch heute noch, dass ich nicht geliebt werde?«

Wie heil kann man werden?

Glaubte man früher noch, dass man mit dem leben muss, was einem in die Wiege gelegt wurde, weiß man heute, dass das Gehirn zeitlebens lernfähig bleibt. Je nachdem, welchen Erfahrungen wir uns aussetzen, können wir sogar organische Veränderungen herbeiführen. Sie können nicht nur bereits existierende neuronale Verbindungen neu »verdrahten«, Sie können sogar komplett neue Netzwerke bilden. Fachleute sprechen hier von »Neuroplastizität«. Und wenn man sein Gehirn neu formen kann, ist es nur logisch, dass man auch sein Erleben transformieren kann.

Das Gehirn trainieren

Am University College in London wurde der Hippocampus erforscht, jener Teil unseres Gehirns, der unter anderem für die räumliche Orientierung und das Gedächtnis zuständig ist. Da Tiere, die sich viel orientieren müssen, vergleichsweise größere Hippocampi aufweisen als jene, die nicht so viel navigieren, wollte man herausfinden, ob diese Beobachtung auf den Menschen übertragbar ist.

Die Forscher baten angehende Taxifahrer in London, an der Studie teilzunehmen. Mit seinen gewundenen Straßen ohne jegliche Ordnung ist London eine echte Herausforderung. Die Wissenschaftler maßen die graue Gehirnmasse der angehenden Taxifahrer, bevor und nachdem sie für ihre Prüfung gelernt hatten. Tatsächlich hatten die Hippocampi durch das Lernen massiv an Umfang zugenommen – vergleichbar mit Gewichthebern, die Masse aufbauen, indem sie ihre Muskeln trainieren. (Maguire 2011)

Das Gehirn beruhigen

In einer anderen Studie stand die Amygdala beziehungsweise der Mandelkern im Fokus, jener Bereich unseres Gehirns, der umgangssprachlich auch als »Rauchmelder« bezeichnet wird. Alle Sinneswahrnehmungen werden zuerst an dieses Kerngebiet im mittleren Temporallappen geleitet. Werden sie als ungefährlich eingestuft, werden die Reize auf die übliche Weise weiterverarbeitet. Hält die Amygdala irgendeinen Reiz jedoch für gefährlich und wähnt den Organismus in Gefahr, schlägt sie Alarm und veranlasst die Ausschüttung entsprechender Hormone, um zu flüchten oder zu kämpfen.

Wissenschaftler der Universität Pittsburgh befragten 155 Teilnehmer und maßen die Größe ihrer Amygdalae. Der Umfang der

Amygdala scheint mit der Fähigkeit, achtsam zu sein, im Zusammenhang zu stehen, und zwar umgekehrt proportional: Menschen, die sehr achtsam sein können, verfügen über eine kleine Amygdala, während weniger achtsame Menschen über eine große Amygdala verfügen. (Taren 2013)

In einer weiteren Studie praktizierten Teilnehmer im Verlauf von acht Wochen im Durchschnitt 27 Minuten täglich Achtsamkeitsmeditation. Anschließend berichteten sie von einer Reduzierung ihrer Stresssymptome. Als das Hirnzellvolumen ihrer Amygdalae gemessen wurde, stellte sich heraus, dass es massiv abgenommen hatte – was zu den von den Teilnehmern berichteten Veränderungen passte. Gleichzeitig waren der Hippocampus und der präfrontale Kortex gewachsen – Bereiche, die für Affektregulation und Selbstwahrnehmung zuständig sind. Dies weist darauf hin, dass die Verbesserung der Stresssymptomatik nach einer Achtsamkeitsmeditation nicht nur darauf zurückzuführen ist, dass sich die Teilnehmer Zeit für Entspannung genommen hatten, sondern dass eine tatsächliche organische Veränderung der Hirnmasse eingetreten war. (Hölzel et al. 2011)

Heilung ist möglich

Wenn so wesentliche Hirnareale wie die Hippocampi, die Amygdalae und der präfrontale Kortex organisch beeinflusst werden können, ist es nur logisch, dass auch das Erleben transformiert werden kann. Sie müssen also keineswegs ein Leben lang unter Scham, Schlafstörungen, körperlichen Symptomen, chronischer Unruhe, unnötiger Aggression, Angst vor Nähe und all den anderen Folgen von Trauma leiden.

Aber: Wird es jemals wieder so wie vor dem erlittenen Trauma? Wird es jemals so sein, als hätten Sie niemals ein Trauma erfahren? Das wohl eher nicht. Und das ist keineswegs eine schlechte Nachricht. Solange Sie das Trauma von sich fernhalten – solange Sie den Wasserball unter die Oberfläche drücken –, können Sie nichts daraus lernen. Aber wenn Sie die Erfahrung zu sich nehmen, wenn Sie Ihre

Vergangenheit, die Sie ohnehin längst durchlebt haben, als solche anerkennen und integrieren, dann können Sie die Erfahrungen verarbeiten. Und dann wird Heilung nicht nur bloße Reparatur, sondern eine Ganzwerdung über das hinaus, was Sie jemals gewesen sind.

Was kann eigentlich verändert werden?

Es heißt, dass die Vergangenheit nicht verändert werden kann. Stimmt das wirklich? Richtig ist, dass Geschehnisse nicht ungeschehen gemacht werden können. Ist ein Baum abgesägt worden, wird er nie wieder in voller Krone erblühen. Ist ein lieber Mensch gestorben, werden Sie mit ihm keinen Spaziergang mehr unternehmen können. Wurde auf dem Gelände des Schrebergartens Ihrer Großmutter ein Hochhaus errichtet, werden Sie dort nie wieder Himbeeren aus der Hecke naschen können. Das alles ist geschehen und irreversibel. Aber sind diese Fakten alles, was unsere Vergangenheit ausmacht? Keineswegs.

Ihre persönliche Vergangenheit besteht viel weniger aus sachlichen Fakten, sondern vor allem aus sehr vielen persönlichen Erfahrungen, eben dem, wie Sie sich dabei gefühlt haben. Ihre Erfahrungen wiederum wurden durch Ihr Selbstbild geprägt.

Wut und Legosteine

Als ich meine Wut und Aggression erforschte, stieß ich auf eine Erinnerung. Im Alter von etwa 13 Jahren setzte ich Legosteine zu großen Würfeln aufeinander und pfefferte diese Gebilde dann mit aller mir zur Verfügung stehenden Wucht gegen die Wand. Mein Kinderzimmer war zeitgemäß mit einer schauerlichen Tapete aus grünen und orangefarbenen Rechtecken tapeziert. Die Legowürfel rissen Löcher in das regelmäßige Muster und hinterließen von bunten Fetzen umringte staubige Flecken, unübersehbare Narben meiner Wut.

Als ich beim Schreiben dieses Bild der kaputten Wand vor mir sah, stieg in mir die Frage auf: Warum hat mich meine Mutter eigentlich nie gefragt, warum ich das tue? Es wäre so einfach gewesen. Je länger ich dieses Bild auf mich wirken ließ, desto klarer wurde mir, dass ich mir gewünscht hätte, dass sie nachfragt: »Wow, was ist denn mit dir los? Du bist ja total wütend. Erzähl mal!« Mein Tun war ein deutlicher Hilferuf.

Aber meine Mutter fragte nicht nach. Stattdessen machte sie mir meine »Scheißwut« zum Vorwurf. Sie rügte mich dafür und war dabei selbst wütend. Eine Situation, die ich damals natürlich überhaupt nicht verstehen konnte. Was bei mir ankam: »Du bist nicht okay, wenn du wütend bist.« Als mir diese Botschaft 30 Jahre später klar wurde, konnte ich erkennen, dass ich mich immer noch nicht okay damit fühlte, Wut zu empfinden. Ich verurteilte mich dafür genauso, wie mich meine Mutter verurteilt hatte.

Als ich diese Gefühle erforschte, wurde mir klar, dass meine Mutter nicht in der Lage gewesen ist, meine Wut auszuhalten oder sich ihr zu stellen. Sie war mit ihrer eigenen Wut nicht klargekommen. Sie hat sie in mir bekämpft. Ihr Verbot meiner Wut war ihr Problem, nicht meins. Und das war die Transformation: Nun war meine Wut nicht länger verachtenswert. Nach dieser Erkenntnis »Ich bin okay, auch wenn ich wütend bin« verstand ich ihre Not und hatte plötzlich Mitgefühl mit ihr.

Die Fakten sind gleich geblieben. Die Legosteine sind geflogen, sie haben Löcher in der Wand hinterlassen, ich war stinkwütend, meine Mutter hat mich deswegen gescholten und mit Liebesentzug bestraft. Aber was ich aus dieser Situation mitgenommen habe, konnte ich transformieren. Meine Mutter ist nicht länger die Böse, die mich mit meinen Problemen alleingelassen hat, und ich bin nicht länger der schlechte Mensch, der wütend ist. Ich sehe meine Not, ich sehe ihre Not. Wenn ich heute an die Löcher in der Wand denke, muss ich lachen.

Grundlagen des Heilschreibens

Als ich Anfang der 1980er-Jahre zu schreiben begann, brachte ich zu Papier, was aus mir herausdrängte. Es gab kein Ziel, nicht mal eine Richtung, ich wollte einfach nur meinen inneren Druck lindern. Durch meine psychotherapeutischen Ausbildungen lernte ich nach und nach, dass es nicht genügt, den Druck zu lindern. Das Bild von einem Dampfkochtopf macht es deutlich: Öffnet man das Ventil, lässt der Druck zwar nach, aber solange man die Herdplatte nicht ausschaltet, wird immer neuer Druck erzeugt.

Bevor ich näher darauf eingehe, wie das »Ausschalten« vonstattengeht, möchte ich aufzeigen, wie sich aus dem »Drauflosschreiben« das Heilschreiben entwickelte. Folgende fünf »Methoden«, Theorien und Techniken haben mich dabei maßgeblich beeinflusst:

Formen der Achtsamkeit: Wenn Sie Tagebuch schreiben, kennen Sie das vielleicht: Sie beschreiben, was passiert ist und welche Gedanken Sie dazu haben. Beim Heilschreiben gehen Sie tiefer in sich hinein und versuchen auch die sensiblen und leisen Töne Ihrer Empfindungen während des Geschehens wahrzunehmen. Sie lenken Ihre Wahrnehmung nach innen und werden achtsam. Ron Kurtz, Begründer der Hakomi-Methode, war der Erste, der innere Achtsamkeit als Haltung in der psychotherapeutischen Sitzung etablierte. Nicht nur der Klient sollte für sein Innenleben Aufmerksamkeit entwickeln, der Therapeut tat es ihm gleich. Kurtz nutzte Achtsamkeit nicht, um zu beruhigen oder zu entspannen. Achtsamkeit war für ihn die Voraussetzung, um sich tiefere Ebenen der Wahrheit erschließen zu können. Mithilfe von Achtsamkeit reduzieren wir das lärmende Hintergrundrauschen, und die sensiblen und leisen Töne der Empfindungen, Gefühle und Erinnerungen können leichter wahrgenommen werden. (Kurtz 2002) Der Traumaforscher Bessel van der Kolk stellt lapidar fest, dass es keine wirkungsvolle Traumatherapie ohne Achtsamkeit gibt.

Die Bedeutung fühlen: Für das Heilschreiben brauchen Sie aber mehr, als nur die Aufmerksamkeit nach innen zu richten und die Erfahrungen wie in einer Meditation zu beobachten und vorbeiziehen zu lassen. Sie müssen die Bedeutung der körperlichen Erfahrungen verstehen. Die Selbsthilfemethode Focusing hat dafür den Begriff »felt sense« geprägt – »gefühlte Bedeutung«. Jeder Mensch verfügt über ein inneres Wissen, das sich über kognitive Denkprozesse nicht erschließen lässt. Indem Sie die Aufmerksamkeit auf Ihre Empfindungen lenken, die Veränderungen wahrnehmen und dabei verweilen, entsteht Bedeutung ganz von selbst. Und diese Bedeutung erzeugt wiederum weitere Veränderungen im Fühlen und Wahrnehmen. So wird aus vage gefühlten Anmutungen nach und nach Klarheit und Wissen.

Aufstellungsmethoden: Mithilfe von Stellvertretern kann man untersuchen, in welcher Beziehung man zu einem bestimmten Menschen, einem Gegenstand, einem Gefühl oder einem Thema steht. In Gruppen wählt man Teilnehmer als Stellvertreter. Sie fühlen sich in das zu Vertretende ein und teilen aus dieser Perspektive ihr Erleben mit. Stehen keine menschlichen Stellvertreter zur Verfügung, können auch Gegenstände wie zum Beispiel Kissen für das zu Vertretende gewählt werden.

Aufstellungen als Methode haben mich ganz unabhängig von der Theorie, die jeder Einzelne damit zu bestätigen glaubt, gelehrt, dass man mithilfe von Stellvertretern innere Anteile im Außen manifestieren, dadurch Distanz zu ihnen gewinnen und sie so besser erforschen kann. Inspiriert haben mich hier vor allem die Praxis von Olaf Jacobsen, Bert Hellinger, Franz Ruppert, Wilfried Nelles und Albrecht Mahr.

Schreibmethoden: Im Laufe der letzten 30 Jahre kam ich zudem mit mehreren Methoden in Kontakt, die das Schreiben als Werkzeug benutzen. Von Julia Camerons *Der Weg des Künstlers* nahm ich die Notwendigkeit mit, regelmäßig und eben über bestimmte Themen zu schreiben. Von Natalie Goldbergs Werk, das im Original *Writing Down the Bones* betitelt ist, inspirierte mich vor allem die Aufforderung, beim Schreiben alles zu geben: nicht nur einen Zeh in den See zu stecken, sondern kopfüber reinzuspringen und in die Erfahrung voll einzutauchen.

Sehr schätze ich auch die Methode, unvollständige Sätze zu vervollständigen. Der Psychotherapeut Nathaniel Branden hat sie zur zentralen Methode erkoren, um das Selbstbewusstsein zu stärken. Von Professor James Pennebakers *Expressive Writing* habe ich vor allem die Erkenntnis übernommen, dass kurzes, aber kontinuierliches Schreiben mindestens ebenso effektiv ist wie stundenlange Sitzungen. Und schon Heinrich von Kleist lehrte, dass man durch das Reden »dunkle Vorstellungen« präzisiere. Man wisse nämlich nicht »per se«, sondern es sei »ein gewisser Zustand unsrer, welcher weiß«.

Traumatheorien und Neurowissenschaft: In meine Anleitungen für das Heilschreiben fließen außerdem die Erkenntnisse aus der mittlerweile über 100-jährigen Traumaforschung und Traumatherapie ein. Dazu zählt das Wissen um den Zusammenhang früher Traumatisierungen mit den Folgen für den Erwachsenen. Und die Notwendigkeit, die eigenen Trauma-Überlebensstrategien zu hinterfragen. Nicht weniger wichtig für das Heilschreiben sind schließlich die Ergebnisse der aktuellen Neurowissenschaft.

Warum das Heilschreiben funktioniert

Beim Heilschreiben fokussieren Sie sich einerseits auf ganz konkrete Erlebnisse, aber auch auf automatisierte Verhaltensweisen oder menschliche Qualitäten, um auf diese Weise den Verzerrungen Ihrer Identität auf die Schliche zu kommen. Diese Punkte begründen, warum das wirkt:

Sie brechen das Schweigen: Ein Trauma lässt Menschen verstummen. Weil Sie mit der Erfahrung alleingelassen wurden, verbleiben Sie in einer Isolation. Traumatische Erfahrungen für sich zu behalten hält aber ihre Wirkung aufrecht. Sie schämen sich dafür, diese Erfahrung gemacht zu haben, vielleicht fühlen Sie sich sogar schuldig dafür – und bleiben dadurch damit identifiziert.

Indem Sie heilschreiben, brechen Sie das Schweigen und können dann konstruktiv mit dem Erlebten umgehen. Das Schweigen zu brechen ist der erste Schritt, automatisierte Reaktions- und Empfindungsweisen durch bewusste Entscheidungen zu ersetzen.

Sie lassen das Unbewusste bewusst werden: Der afroamerikanische Autor James Baldwin hat einmal gesagt: »Nicht alles, mit dem man konfrontiert wird, kann geändert werden, aber nichts kann geändert werden, mit dem man sich nicht auseinandersetzt.«[7] Erst wenn Sie wissen, was Sie lenkt und antreibt, gewinnen Sie Einfluss darauf. Körperempfindungen, sensorische Wahrnehmungen und Gefühle sind die wahrnehmbaren Spitzen des Eisbergs. Indem Sie sich mithilfe des Heilschreibens an ihnen entlang in die Tiefe hangeln, heben Sie das Unbewusste ins Bewusstsein. Die Inhalte werden zugänglich und bearbeitbar.

Sie benennen das Unbekannte: »Ach, wie gut, dass niemand weiß ...« Solange die Müllerstochter den Namen des Fremden nicht wusste, hatte er Macht über sie. Als sie ihn schließlich bei seinem Namen rief, zerriss er sich vor Wut. Die Geschichte vom Rumpelstilzchen ist auch eine Metapher für die Macht des Unbewussten. Vage Gefühle halten Sie gefangen. Nehmen Sie die einzelnen, ineinandergreifenden Mechanismen durch das Heilschreiben auseinander und benennen Sie die Einzelteile, erhalten Sie die Kontrolle über sie zurück.

Zudem erleichtert das Benennen an sich bereits. In einer Studie wurden Menschen Bilder von verschiedenen Gesichtsausdrücken gezeigt. Mit jedem neuen Bild reagierte die Amygdala der Studienteilnehmer, jenes Hirnareal, das bei Stress und Gefahr aktiviert wird. In einem zweiten Test bat man die Teilnehmer, die Emotion in den Gesichtsausdrücken zu benennen. Interessanterweise beruhigte sich die Amygdala nach jedem Benennen sofort wieder und der präfrontale Kortex wurde aktiviert. Daraus wird geschlossen, dass das Bewusstmachen und Benennen von Emotionen ihre Stresswirkung reduziert.[8]

Übung: Empfindungen benennen

In dieser Übung können Sie spüren, welchen Unterschied das Benennen in Ihnen erzeugt:

Setzen Sie sich entspannt auf einen Stuhl. Richten Sie Ihre Aufmerksamkeit nach innen. Gehen Sie nun langsam durch Ihren Körper, angefangen vom rechten Fuß hinauf ins Becken, und nehmen Sie Ihre Empfindungen wahr: das Gewicht des Fußes auf dem Boden, den Druck Ihrer Strümpfe, die Knochen in Ihrem Fußgelenk... Nehmen Sie wahr, wie es ist, innerlich durch Ihren Körper zu gehen.

Fahren Sie nun mit der Selbstbeobachtung durch den Körper fort, vom rechten Arm hinauf in die Schulter, dann auf der linken Seite hinunter zum linken Fuß. Sprechen Sie dabei Ihre Empfindungen laut aus. Wie nehmen Sie das wahr? Achten Sie darauf, wie unterschiedlich Sie empfinden.

Sie geben Empfindungen Bedeutung: Indem Sie dem Impliziten Beachtung schenken, verstehen Sie mehr und mehr seine Bedeutung. Indem Sie die Bedeutung Ihrer Empfindungen und Gefühle verstehen, stellen Sie die Verbindung zwischen Ihrem Großhirn und Ihrem limbischen System wieder her, die durch das Trauma unterbrochen wurde. So sind Sie Ihren Wahrnehmungen nicht länger ausgeliefert, sondern können sie zuordnen.

Sie identifizieren Gefühle: Viele Menschen haben nie gelernt, ihren Gefühlen die richtige Bedeutung zu geben. Indem Ihre Gefühle im Rahmen von Erinnerungen auftauchen, dient das Heilschreiben auch dazu, die Gefühle nach und nach richtig zuzuordnen.

Sie entdecken Schlussfolgerungen: Nehmen Sie Empfindungen wahr und halten Sie gleichzeitig die entstehende Bedeutung im Bewusstsein, wird Ihnen nach und nach immer klarer, welche Schlussfolgerungen Sie aus den Erlebnissen gezogen haben. So könnten Sie zum Beispiel eine Scham in sich entdecken, die bei näherer Betrachtung eine Qualität von Rückzug bekommt, weil Sie sich nicht willkommen fühlen. Dafür konnte eine Schlussfolgerung zuständig sein, die etwa so lautet: »Ich bin eine Zumutung!«

Sie hinterfragen Schlussfolgerungen: Sobald durch das Heilschreiben Ihre Schlussfolgerungen klar geworden sind, können Sie diese hinterfragen: Ist die Überzeugung, eine Zumutung zu sein, der aktuellen Situation angemessen? Oder ist dieses Gefühl nicht eher etwas aus meiner Kindheit? »Woher kenne ich das? Wann ist das entstanden? Ah, als meine Mutter mit mir schwanger war. Da ging sie noch zur Schule und wurde von anderen gehänselt. Es war also für sie eine Zumutung, schwanger zu sein.« Mit dieser Erkenntnis haben Sie sich von Ihrer Überzeugung einen Schritt weit distanziert. Die Zumutung sind nicht länger Sie selbst, sondern es war der Umstand Ihrer Entstehung, mit dem Sie sich identifiziert haben.

Sie erkennen Ihre Selbstwirksamkeit: Wenn Sie erkennen, womit Sie sich identifiziert haben, wird Ihnen auch bewusst, dass nur Sie selbst sich aus dieser Identifikation lösen können. Sie werden unabhängig davon, ob das jemand ebenso anerkennt oder sich dafür entschuldigt.

Sie schließen alles ein: Fügen Sie die Puzzlestücke zusammen – Ihre Geschichte, die dazugehörigen Gefühle und die Schlussfolgerungen, die Sie aus den Erlebnissen gezogen haben. So erhalten Sie nach und nach ein Gesamtbild. Genau das ist es, was heil werden bedeutet: jeden Teil von uns dazunehmen und einschließen zu können.

Sie stärken Ihre Ressourcen: Aus der Hirnforschung ist bekannt, dass wir unser Gehirn selbst formen. Beim Heilschreiben stoßen Sie automatisch immer wieder auf Ressourcen, die Ihnen bislang nicht bewusst gewesen sind. Indem Sie mit Ihrer Aufmerksamkeit dabei verweilen und über die Ressourcen schreiben, verankern Sie sie, sodass sie Ihnen immer leichter zugänglich werden.

Sie befreien sich von Scham: Indem Sie sich mit dem auseinandersetzen, was Sie an sich selbst für unzulänglich halten, und Ihre Geheimnisse in Augenschein nehmen, indem Sie schmerzliche Erfahrungen erinnern und sich den wahren Gefühlen stellen, nehmen Sie der Scham ihre lähmende, vergiftende Qualität.

Was sind Ressourcen?

Im therapeutischen Kontext sind Ressourcen die einer Person zur Verfügung stehenden schützenden und fördernden Kompetenzen sowie ihre Handlungsmöglichkeiten. Je mehr davon vorhanden sind, desto leichter fällt es, Schwierigem zu begegnen und es zu verarbeiten.

Die Vorteile des Heilschreibens

Wer mit anderen über die eigenen Traumata sprechen möchte, trifft nicht automatisch auf wohlwollendes Verständnis. Betroffenen wird häufig nicht geglaubt, sie werden verlacht oder dafür sogar bestraft. Menschen, die »schmutzige Wäsche« waschen, werden oftmals aus der Gemeinschaft ausgeschlossen. Selbst wenn Nahestehende niemanden vorsätzlich meiden wollen, geht ihnen nach der x-ten Wiederholung derselben Geschichte irgendwann doch die Geduld aus. Das betrifft nicht nur Familien, sondern auch Organisationen, Vereine und Unternehmen. Aus diesen und anderen Gründen sprechen viele Menschen lieber nicht über ihre Erfahrungen, zumindest nicht in ihrer Gänze. Sie sieben sie durch, bis das Geschehene öffentlichkeitstauglich ist, oder ziehen sich komplett zurück.

Selbst Psychotherapie ist kein sicherer Ort. Männer, die von ihren Müttern missbraucht wurden, berichten, von Therapeuten mit dem Argument abgewiesen worden zu sein, dass Mütter niemals Täter seien. Es wird versucht, Homo- oder Transsexuelle von ihrer »Orientierung« zu heilen, Drogensüchtigen wird Schwäche unterstellt, Missbrauchsopfer werden infrage gestellt.

Über ein Trauma sprechen zu wollen, bringt ein weiteres Problem mit sich: Menschen, die schreckliche Erfahrungen gemacht haben, verlieren oft im ganz wörtlichen Sinne die Sprache. Dieses Phänomen können Sie an sich selbst beobachten, wenn Ihnen Grausamkeiten zu Ohren kommen. »Ich bin sprachlos«, »Da fällt mir nichts mehr dazu ein«, sind keine leeren Redensarten, sondern eine natürliche Reaktion Ihres Gehirns. In der Fachsprache wird sie »speechless terror« genannt, das »sprachlose Entsetzen«, bei dem der Betroffene zwar die Bilder des Traumas vor Augen hat, das Sprachzentrum jedoch blockiert ist, sodass er keine Worte finden kann.

Beim Heilschreiben sind Sie Ihr eigener Zuhörer, Zeuge Ihrer eigenen Erfahrung. Sie können alles hinschreiben, egal, wie schrecklich und blutrünstig Ihre Rachefantasien auch sein mögen. Sie werden allenfalls mit Ihren eigenen Urteilen konfrontiert. Sie gehen niemandem auf die Nerven, wenn Sie dieselbe Geschichte 15-mal aufschreiben. Und indem Sie schreiben, finden Sie nach und nach wieder Worte, die Sie aus der Sprachlosigkeit herausführen.

Heilschreiben hat noch weitere Vorteile:

- Sie müssen nicht auf einen Therapieplatz warten beziehungsweise viel Geld aus eigener Tasche bezahlen.
- Sie können fast immer und überall schreiben: im Wartezimmer beim Arzt, auf Reisen, nachts, wenn Sie nicht schlafen können, sonn- und feiertags sowie in den Ferien.
- Heilschreiben ist einfach.
- Sie sind nicht darauf angewiesen, jemanden zu finden, der Sie versteht.
- Da Menschen zutiefst soziale Wesen sind, achten sie darauf, wie das, was sie von sich preisgeben, beim Gegenüber ankommt. Nickt es, lächelt es, wirkt es verständnisvoll oder eher desinteressiert? Beim Heilschreiben gibt es kein Gegenüber, das eine bestimmte Reaktion erwartet. Sie können Ihre Aufmerksamkeit einfach auf das richten, was Sie gerade erleben. Wie in einem Laborversuch, völlig frei von negativen Konsequenzen.
- Beim Heilschreiben entdecken Sie Geheimnisse, die Ihnen bisher verborgen geblieben sind. Nach der Überraschung können Sie in Ruhe entscheiden, wen Sie daran teilhaben lassen.

Hat das Heilschreiben auch Nachteile?

Wie jede andere Methode hat auch das Heilschreiben Schwächen:

- Während des Heilschreibens sind Sie Ihr eigener Zeuge. Wenn Sie von einem Thema zum nächsten springen und damit um den heißen Brei »herumschreiben«, wird Sie niemand darauf aufmerksam machen. Auch die positiven Veränderungen können übersehen werden, weil es niemanden im Außen gibt, der Sie darauf hinweist.

Aber: Sich selbst reflektieren zu lernen, die positiven wie negativen Reaktionen in sich wahrzunehmen, sich selbst ernst zu nehmen: Genau das wird durch diese Methode ganz nebenbei erlernt.

- Im Heilschreiben fehlt der soziale Austausch. Niemand sieht Sie, niemand spiegelt Sie, niemand fühlt mit Ihnen mit.

  Aber: Durch das Heilschreiben entwickeln Sie genau diese Fähigkeiten für sich selbst. Und das ist die beste Basis, um später mit anderen Menschen einen sicheren und mitfühlenden Austausch haben zu können.

- Mitfühlende Berührung ist nicht möglich. Wo in der Psychotherapie ein mitfühlender Therapeut eine Hand anbieten kann, um eine Brücke herzustellen, sind Sie beim Heilschreiben auf sich selbst gestellt.

  Aber: Es lassen sich ohnehin nicht viele Therapeuten auf das Wagnis der Berührung ein, bestimmte Schulen betrachten dies sogar als Übergriff. Zudem können Sie mithilfe des Heilschreibens erforschen, wie Ihr Organismus auf die Vorstellung einer Berührung reagieren würde, und so lange alle Barrieren hinterfragen, bis Sie sich dafür öffnen, damit sich Ihr Nervensystem regulieren kann.

Ist das Heilschreiben mit Risiken verbunden?

Jede Form der Psychotherapie birgt die Gefahr der erneuten Traumatisierung, weil das Unbewusste, das Sie ans Tageslicht heben, Sie überfluten kann. So auch das Heilschreiben. In der Praxis habe ich das aber noch nicht erlebt. James Pennebaker legt seinen Lesern die »Flip-out-Regel« ans Herz, die ich für sehr sinnvoll halte: »Wenn Sie das Gefühl bekommen, dass Sie gleich ausflippen werden, schreiben Sie nicht weiter!«

Falls Sie merken, dass Ihr Herz schneller schlägt, Ihr Blutdruck steigt, Sie Angst oder Beklemmungen während des Schreibens bekommen, schlagen Sie das Kapitel »Erste Hilfe bei körperlichen Reaktionen« auf. Dort finden Sie eine Reihe von Übungen, mit deren Hilfe Sie sich binnen weniger Minuten wieder beruhigen können.

Die Effekte des Heilschreibens

Was ich hier berichte und empfehle, hängt eng mit meinen Erfahrungen aus meiner Praxis zusammen. Ich ziehe meine Erkenntnisse aber nicht aus Bluttests, Hirnscans oder Studien mit Kontrollgruppen. Deshalb zitiere ich eine Reihe von Ergebnissen aus Studien, die die Wirkung anderer Formen des Schreibens belegen und die ich auf das Heilschreiben für übertragbar halte.

Forschungen von Professor James Pennebaker

Mitte der 1980er-Jahre untersuchte der US-amerikanische Psychologieprofessor James Pennebaker mit Studenten der Universität Austin in Texas, welche Folgen Naturkatastrophen, die Scheidung der Eltern, Erfahrungen von körperlicher Gewalt bis hin zum Holocaust nach sich ziehen. Dabei stellte er fest, dass Menschen, die über ihr Trauma sprachen, wesentlich besser mit ihrer Erfahrung zurechtkamen als Menschen, die versuchten, allein damit klarzukommen. Der Vergleich von Gesundheitsdaten legte den Schluss nahe, dass nicht bearbeitete Traumata ein erhebliches Gesundheitsrisiko darstellen.

Daraufhin bat er seine Studenten, einen Fragebogen auszufüllen. Er wollte wissen, wer bis zum Alter von 17 Jahren die Scheidung der Eltern, den Tod eines Familienmitglieds, körperlichen oder sexuellen

Missbrauch oder anderes erlebt hatte, das eine Veränderung seiner Persönlichkeit bewirkte. Die Auswertung erschreckte ihn:

- Die Hälfte der befragten Studenten hatte mindestens ein massives Trauma erlitten.
- Traumatisierte Menschen suchten doppelt so häufig einen Arzt auf als nicht traumatisierte.
- Und wer sich nicht bewusst mit seinem Trauma auseinandersetzte, ging noch mal öfter zum Arzt, weil er sich kränker fühlte oder tatsächlich kränker war.

Pennebaker dokumentiert schon seit 30 Jahren die Veränderungen von Menschen, die sich schriftlich mit ihren Traumata beschäftigen. Zusammengefasst kommt er dabei zu folgenden Ergebnissen – zunächst auf *körperlicher Ebene*:

- Das Schreiben stärkte das Immunsystem.
- Asthmapatienten konnten ihre Lungenfunktion verbessern.
- Rheumapatienten wurden beweglicher.
- Bei AIDS-Patienten verbesserten sich die Blutwerte.
- Krebspatienten berichteten von einem Rückgang ihrer Symptome, von weniger Schmerzen, besserem Schlaf und mehr Energie am Tage.
- Menschen mit Übergewicht konnten eine Senkung ihres Blutdrucks vermelden.
- Obwohl überfordernde Erfahrungen anerkannt wurden, nahm überraschenderweise das Stressempfinden ab.
- Muskelverspannungen ließen nach.
- Blutdruck und Puls sanken bei den Versuchsteilnehmern.
- Gleichzeitig stieg die Herzfrequenzvariabilität.

Auf *emotionaler Ebene* ist es häufig so – abhängig vom Thema, das man sich vornimmt –, dass man sich direkt nach dem Schreiben in eine eher traurige Stimmung versetzt fühlt. Pennebaker vergleicht dies mit dem Sehen eines berührenden Spielfilms. Die Langzeitfolgen zeigen den gegenteiligen Effekt:

- Schreibende sind glücklicher als zuvor.
- Sie leiden weniger unter negativem Gedankenkreisen.
- Depressive Symptome nehmen ab.
- Unruhe weicht.
- Das Allgemeinbefinden bessert sich.
- Auch positive Veränderungen der Leistungsfähigkeit wurden dokumentiert.
- Studenten, die ihre Gefühle und Erlebnisse schriftlich in Worte fassten, fanden sich besser in ihre neue Lebenswelt ein.
- Sie erhielten bessere Noten.
- Ihr Arbeitsgedächtnis schien sie komplexere Aufgaben lösen zu lassen.
- Das Sozialverhalten wurde durch das Schreiben direkt beeinflusst. Schreibende gehen offener auf andere zu.
- Sie lachen mehr und öfter.
- Sie verwenden positivere Aussagen in Gesprächen.
- Sie hören besser zu und werden zu angenehmeren Freunden und Partnern.
- Ähnliches scheint für Paare zu gelten, die nach Seitensprüngen therapiebegleitend schreiben, und für Soldaten nach Kampfeinsätzen.
- Pennebaker ließ zudem Arbeitslose über die Gründe schreiben, warum sie ihren Job verloren hatten. Acht Monate später hatte die Hälfte der Probanden einen neuen Job, aus der Kontrollgruppe, die nicht zum Schreiben aufgefordert worden war, waren es nur 20 Prozent.

Was versteht man unter Herzfrequenzvariabilität?

Je flexibler sich die Herzfrequenz – der zeitliche Abstand zwischen zwei Herzschlägen – eines Menschen an seine aktuellen Bedürfnisse anpassen kann, desto gesünder ist die Person. Ist der Mensch gestresst, ist diese Fähigkeit eingeschränkt. Insofern verweist die Herzfrequenzvariabilität (HFV) auf die Stressbelastung des Betreffenden.

Meine persönlichen Erfahrungen

Aus meiner Erfahrung mit dem Heilschreiben möchte ich hinzufügen, wie erleichternd es für den Einzelnen ist, wenn er seine Symptome und Beschwerden endlich zuordnen kann, anstatt sich weiterhin für seltsam, falsch oder gar krank zu halten. Innerer Frieden stellt sich ein. Menschen werden offener und begegnen dem Leben mit Neugier anstatt mit Angst. Sie gewinnen Distanz zu den Gefühlen, die sie bisher angetrieben haben, sie können sie wahrnehmen, beobachten und untersuchen, ohne sich in ihnen zu verlieren. Es fällt ihnen leichter, sich abzugrenzen, sie fühlen sich sicherer und können leichter entspannen.

Was noch passieren kann

Im Wunsch, dass ihre Situation einfach besser werden möge, übersehen viele Menschen, dass es Gründe gibt, warum es ihnen nicht gut geht. Diese Gründe liegen nicht immer nur in ihnen. Oft haben sie sich in Situationen hineinmanövriert, die Unwohlgefühle unterstützen. Vielleicht arbeiten Sie in einem Umfeld von Konkurrenz und Mobbing, leben neben einem Partner her, der nicht bereit ist, sich weiterzuentwickeln, oder Sie suchen Zuneigung bei Menschen, die Ihnen nicht wohlgesonnen sind. Keine Methode wird es Ihnen ermöglichen, dass alles so bleibt und gleichzeitig besser wird. Oftmals sind Kurskorrekturen notwendig. Und die finden nicht von selbst statt. Im Laufe des Heilschreibens kann es zu vermehrten Auseinandersetzungen kommen. Vielleicht fangen Sie an, Fragen zu stellen, die anderen unangenehm sind, vielleicht stellen Sie sich selbst infrage. Vielleicht sagen Sie öfter mal Nein, was andere überraschen könnte. Womöglich hauen Sie sogar mal auf den Tisch, weil Sie keinen Bock mehr haben, schlechte Tragödien weiter mitzuspielen.

Transformation heißt nicht, dass man ein Ticket zum Paradies gewinnt. Der Weg ins Glück gleicht eher einem langen Fußmarsch, der nicht selten durch unwegsames Gelände voller Hürden und spitzer Steine führt, an denen man sich auch mal verletzen kann. Sich zu verlaufen gehört ebenso dazu wie alles infrage zu stellen und auch mal zu verzweifeln. Auch wenn Sie mir das jetzt oder inmitten des Prozesses noch nicht glauben mögen: Nach langer, kräftezehrender Anstrengung den Gipfel zu erklimmen ist um ein Vielfaches befriedigender, als mal eben hochgebeamt zu werden. Ich habe den Kailash, den heiligsten Berg Tibets, in 5700 Metern Höhe zu Fuß umrundet, ich weiß, wovon ich spreche.

Für wen eignet sich das Heilschreiben?

In meiner Praxis habe ich Erfahrungen mit Menschen gemacht im Alter zwischen 23 und 75 Jahren. Es waren Männer und Frauen, Studenten und Geschäftsführer, Mütter und Söhne. Sie hatten ganz unterschiedliche familiäre Hintergründe. Ihre Probleme reichten vom Leistungsdruck über chronische Krankheiten bis zu Gefühlen der Wertlosigkeit. Sie nahmen Drogen, fühlten sich depressiv oder hyperaktiv. Sie haderten mit ihrer Partnerschaft, fühlten sich unsicher bezüglich einer beruflichen Neuorientierung, sie haben mit dem Heilschreiben wiederkehrende unangenehme Gefühle erforscht, litten unter Selbstzweifeln oder wollten endlich Frieden schließen mit Menschen, mit denen sie schon seit Jahren im Streit lagen.

Alle haben vom Schreiben profitiert. Wobei einige Menschen mehr damit anfangen können als andere. So greifen zum Beispiel Frauen lieber zum Stift als Männer. Das hat meines Erachtens weniger damit zu tun, dass Männern das Heilschreiben weniger bringt, sondern dass sie das Schreiben eher für eine »Frauensache« halten.

So empfehle ich das Heilschreiben allen – mit Ausnahme von Menschen, bei denen erlebte und tatsächliche Realität weit auseinanderklaffen. Wenn Sie also aktuell unter einem psychotischen oder schizophrenen Schub leiden, rate ich Ihnen dringend dazu, die weitere Erkundung Ihres Innenlebens mit einem professionellen und stabilen Gegenüber voranzutreiben.

Welches Menschenbild liegt dem Heilschreiben zugrunde?

Viele sprechen von einem Ich, dem Ego, dem Selbst, der Seele, einer Psyche und so weiter. Egal, mit welchen Inhalten man diese Begriffe füllt: Deren Verwendung hinterlässt immer den Eindruck, dass jeder Mensch mit nur *einem* davon ausgestattet wäre. Dabei erleben Sie sich selbst in verschiedenen Situationen ganz unterschiedlich. Als Mutter können Sie liebevoll sein, am Arbeitsplatz aber tough und kompromisslos. Sie können ein leidenschaftlicher Liebhaber sein, sich gegenüber Mitmenschen aber völlig emotionslos verhalten. Sie können sich als Erzieherin gut in Kinder einfühlen, Ihrem inneren Kind gegenüber aber kalt und abweisend sein.

Ich gehe davon aus, dass jeder Mensch viele Facetten hat. Jede davon ist Ausdruck einschneidender Erfahrungen, die Sie gemacht haben. Dazu zählt, was Sie am eigenen Leib und mit dem eigenen Herzen erlebt haben, aber auch, was Sie miterlebt haben. Zur Erfahrung wird, was Sie von Ihren Eltern übernehmen, etwa Scham und Schuld, selbst über mehrere Generationen hinweg. Gab es zum Beispiel einen Großvater, der bei der SS dafür zuständig war, Menschen zu schaden, ist es gut möglich, dass Sie deswegen Gefühle von Schuld und Scham in sich wiederfinden, obwohl Sie ihn vielleicht nicht einmal gekannt haben.

Begegnen Sie diesen Erfahrungen, indem Sie die einzelnen Facetten untersuchen, decken Sie die darin enthaltenen Überzeugungen auf, die Sie unbewusst in sich tragen. Hinterfragen Sie diese, können Sie nach und nach aus der Identifikation damit heraustreten. Dann können Sie die Situationen als etwas sehen, das Sie *erlebt* haben, anstatt als etwas, das oder wer Sie *sind*. Und das macht einen wesentlichen Unterschied.

Zu erkennen, dass man nicht geliebt wurde, ist schmerzlich genug, aber viel leichter zu ertragen, als davon überzeugt zu sein, dass man nicht liebenswert *ist*. Sobald Sie diese Überzeugung durch eine realistischere ersetzen, passiert etwas Besonderes. Sie kommen mit dem in Kontakt, was hinter dieser Überzeugung liegt: mit dem, wer oder was Sie wirklich *sind*. Das ist dann ein bisschen so, wie wenn auf einem geteerten Weg das Köpfchen eines goldenen Löwenzahns hervorbricht.

Heilschreiben ist somit eine Methode, die Sie nicht in neue Gefilde, bessere Erlebniswelten oder blühende Landschaften führt, sondern Sie bringen sich damit schlicht nach Hause: zu sich selbst.

Übung: Meine verschiedenen Ich-Anteile

Schreiben Sie 15 Minuten lang über Ihre verschiedenen Ich-Anteile:

- Wer bin ich in meinem Beruf?
- Wer bin ich gegenüber mir selbst?
- Wer bin ich gegenüber meinen Eltern oder Geschwistern?
- Wer bin ich als Nachbar?
- Wer bin ich als Freund?

- Wer bin ich als Helfer?
- Wer bin ich als Lebensgefährte?
- Wer bin ich als Mensch in Not?
- Wer bin ich gegenüber (meinen) Kindern?
- Und wie erlebe ich innere Zusammengehörigkeit?

Nachdem Sie 15 Minuten lang diese Fragen beantwortet haben, spüren Sie nach. Wie geht es Ihnen jetzt? Schreiben Sie auch das auf.

Wie geht Heilschreiben?

Die Anleitung für das Heilschreiben ist kurz und einfach. Ich habe sie in der Einführung bereits genannt, wiederhole sie an dieser Stelle aber nochmals gerne:

1. Schreiben Sie einen oder mehrere aufeinanderfolgende Tage jeweils circa 15 Minuten lang über ein Ereignis, ein Gefühl oder eine Situation, etwas, das Sie wirklich beschäftigt.
2. Seien Sie dabei wachsam für Veränderungen in Ihren Empfindungen, Gefühlen, in Atem, Körperhaltung und Impulsen – und schreiben Sie auch all das mit auf.
3. Lesen Sie zu einem späteren Zeitpunkt das Geschriebene noch einmal in Ruhe durch.
4. Stellen Sie sicher, dass Ihre Texte von niemandem jemals gelesen werden.

Das war's schon.

Warum Schreiben?

Anstatt zu schreiben könnten Sie auch einfach über eine Erfahrung nachdenken, sie malen oder durch Tanz zum Ausdruck bringen. Studien legen nahe, dass tiefer greifende Effekte erzielt werden, wenn man das Erlebte in Worte fasst. Und sie müssen aufgeschrieben oder ausgesprochen werden, anstatt in den Gehirnwindungen zu verhallen. Deshalb können Sie Ihre Erinnerungen oder Ihr Erleben auch auf Band sprechen. Jedes Smartphone besitzt heute eine Sprachaufnahmefunktion, die man dafür nutzen kann.

Warum 15 Minuten?

Wird Ihnen eine Frage gestellt, antworten Sie normalerweise schnell und meist nur kognitiv. Diese oberflächlichen Erklärungen bringen Sie aber nicht wirklich weiter. Dafür müssen Sie eine oder mehrere Etagen tiefer gehen. Es dauert eine Weile, bis Sie sich in das jeweilige Thema »eingrooven«. Schreiben Sie wesentlich länger als 15 Minuten, nimmt jedoch das Risiko zu, sich darin zu verlieren, das Thema zu zerfleddern oder die innere Achtsamkeit nicht halten zu können. Deshalb empfehle ich Ihnen, sich anfänglich an den empfohlenen 15 Minuten zu orientieren. Später wird Sie Ihr Gefühl leiten.

Warum mehrere Tage lang schreiben?

Überlebensstrategien entwickelt man sehr schnell. Im Laufe von Jahrzehnten haben Sie sie zu sehr ausgefuchsten, wasserdichten Teufelskreisen verfeinert. Sie in 15 Minuten zu durchschauen, ist vielleicht sogar noch möglich. Aber sie wirklich zu durchdringen und stabile Alternativen zu etablieren, erscheint eher unwahrscheinlich.

Anfangs hat mich der Druck, voranzukommen und Probleme zu lösen, oft regelrecht durch die Themen jagen lassen. Bis ich erkannt habe, dass genau das eine Vermeidungsstrategie war. Heute nehme ich wahr, dass das Verweilen effektiver ist und mich letztlich sogar schneller voranbringt als das lösungsorientierte Schneller!, Mehr!, Vorwärts!.

Erforschen Sie eine Situation in Ihrem Alltag, die Sie gerade beschäftigt, finden Sie vermutlich rasch befriedigende Antworten. Wenn Sie aber anfangen, tiefe Fragen wie »Der eigene Wille«, »Liebe« oder »Sexualität« zu erforschen, werden Sie schnell entdecken, dass sie auch nach mehreren Tagen noch lange nicht fertig erkundet sind. Sich mehrere Tage hintereinander etwas zu widmen hat den Vorteil, dass das Thema zwischen den Sequenzen weiterwirkt. Die Neugier darauf wird Sie im Alltag, im Beruf, in der Familie und in der Freizeit begleiten. Und schon beim nächsten Schreiben werden Sie neue Facetten entdecken.

Warum an aufeinanderfolgenden Tagen?
Routine ist ein guter Diener. Alles, was automatisiert wird, geht leichter von der Hand. Sich täglich zur selben Zeit zum Heilschreiben hinzusetzen unterstützt den Heilungsprozess. Sollte es Ihnen aber aus irgendwelchen Gründen nicht möglich sein, die Selbsterforschung gleich am nächsten Tag weiterzuführen, fahren Sie einfach damit fort, sobald Sie es sich wieder einrichten können.

Warum später noch einmal lesen?
Ein paar Tage später die Texte der vorhergehenden Schreibserie zu lesen vertieft das Verständnis des eigenen Prozesses. Sich wiederholende Themen treten ebenso hervor wie wiederkehrende Handlungsmuster, die Art, wie Sie die Welt und sich selbst sehen und verstehen, wird deutlicher. Die Pause von einigen Tagen hilft zudem Abstand zu gewinnen und den Blick frei zu machen. Der Text liest sich dann manchmal wie neu.

PC oder Papier?
Schreiben Sie, wie Sie es gewöhnt sind und wie es Ihnen guttut. Meine Hand kann unmöglich mit der Geschwindigkeit meiner Wahrnehmung mithalten, so tippe ich meine Selbsterforschung in den Computer. Wenn Sie jedoch lieber mit der Hand schreiben, tun Sie das.

Auf Grammatik und Rechtschreibung achten?
Diese Begriffe können Sie beim Heilschreiben getrost vergessen. Es geht nicht um Formalien, sondern um Freiheit. Viel wichtiger als Rechtschreibregeln ist, dass Sie mit sich in Kontakt kommen und spüren, was Sie niederschreiben.

Wie lange soll der Text werden?
Es ist unwichtig, wie viele Seiten Text Sie produzieren. Das Wesentliche ist, dass Sie mit sich in Kontakt sind.

Warum darf es keiner lesen?
Nur wer sich sicher fühlt, wird sich überhaupt offenbaren. Nicht umsonst sind sich Experten einig, dass an der Schweigepflicht für Ärzte, Psychologen und andere Helfer festgehalten werden muss. Sie können Ihre Erkenntnisse aus dem Heilschreiben natürlich kommunizieren, Sie können erzählen, wie es Ihnen damit geht, aber geben Sie die Texte niemals aus der Hand, weder Ihrem Therapeuten noch Ihrem Partner, nicht mal der besten Freundin. Wenn Sie kein sicheres Versteck dafür finden, verbrennen Sie die Texte lieber.

Was braucht es noch?

Jetzt, wo der äußere Rahmen abgesteckt ist, können Sie sich der Haltung zuwenden, die dem Heilschreiben dienlich ist.

Sich selbst nehmen, wie Sie sind
Menschen sind im Allgemeinen bemüht, makellos durchs Leben zu gehen. Dafür investieren sie sehr viel Energie. Es wird gecoacht, der Lebenslauf zurechtgebogen und auf körperlicher Ebene nachgeholfen – es werden immer mehr Schönheitsoperationen durchgeführt und immer jüngere Zielgruppen angesprochen. Alles, was nicht in unser Selbstbild passt, muss weg. Dabei wird oft übersehen, dass

dieses Selbstbild selten das eigene Bild von sich selbst ist, sondern eher eins, das Sie angenommen haben im Glauben, so sein zu müssen, um... Ja, was eigentlich?

Im Heilschreiben sollten Sie genau das infrage stellen. Wenn Sie weitermachen mit einem »Stell dich nicht so an!«, »Gib dir mehr Mühe!« oder »Das kann doch nicht so schwer sein«, kommen Sie sicher nicht an Ihre Verletzlichkeit, die so wichtig für die Heilung ist. Ebenso wenig werden sich Ihnen die Verletzungen offenbaren, die in der Tiefe vor sich hingären. Von daher hilft am besten eine Haltung sich selbst gegenüber, die zugewandt ist, wertschätzend, unterstützend, verständnisvoll und urteilsfrei.

Gefühle willkommen heißen und halten

Es gibt Heilung. Ganz gleich, wie sehr Sie sich aufgegeben haben oder wie krank Sie bereits sind: Ihre Lebenskraft ist bereit hervorzubrechen, sobald Sie ihr auch nur einen Millimeter Platz einräumen.

Interessanterweise sehnen sich Menschen nach Lebendigkeit, halten sie dann aber oft nicht aus. Nicht mal angenehme Formen wie Freude, Stolz, Liebe, erst recht nicht echte Trauer, tiefen Schmerz und am wenigsten Unruhe, Angst und Wut. Obwohl all diese Gefühle zum Menschsein dazugehören, fällt es schwer, sie zu »halten«, sie zu fühlen, da sein zu lassen und in ihrer Fülle zu erleben. Dazu braucht es *Containment*.

Beobachten Sie sich während des Heilschreibens, sobald Gefühle auftauchen: Wie gehen Sie damit um? Können Sie sie in ihrer Gänze zulassen? Oder unterdrücken Sie sie? Wie viel davon erlauben Sie sich wahrzunehmen?

Was bedeutet Containment?

Containment, das in seriösen Traumatherapien großgeschrieben wird, könnte man mit »Einhausung« oder »Einschließung« übersetzen. Damit ist die Fähigkeit gemeint, alle Gefühle, gleich welcher Art, in sich halten zu können, ohne sich von ihnen distanzieren, sie dämpfen oder anderweitig verändern zu müssen.

Keine unwichtigen, sondern brennende Fragen stellen

Sie können mit jedem Thema beginnen. Es gibt keine falschen Fragen. Aber es gibt spezifische Fragen, die Sie schneller zu sich selbst bringen. Was brennt Ihnen unter den Nägeln? Was wollen Sie wirklich wissen? Bei welchem Thema sind Sie bereit, alles über den Haufen zu werfen, was Sie bisher über sich und die Welt geglaubt haben?

Dranbleiben

Sie werden sehen: Wie bei allem, mit dem man beginnt, wird sich auch das Heilschreiben zunächst »eckig« und tollpatschig anfühlen. Je mehr Sie sich aber darin üben, desto reifer, effektiver und raffinierter wird sich Ihre Fähigkeit, sich selbst zu erforschen, entwickeln. Wer aufgibt, sobald es schwierig wird, kann nicht gewinnen. Das Gewinnen fängt erst an, nachdem es schwierig geworden ist. Wer sich hinsetzt, drauflosschreibt und das Ganze vergnüglich findet wie einen sommerlichen Spaziergang um einen See, der begegnet nicht sich selbst. Der umgeht die Stolpersteine und Fallgruben. Anders gesagt: Erst wenn es schwierig wird, sind Sie auf der richtigen Spur. Erst ab da wird Transformation möglich.

Offen sein für Neues

Wenn Sie denken und abwägen, bewegen Sie sich meist im Bereich »Lösungen finden« und ziehen dazu alles heran, was Sie bereits kennen. Für das Heilschreiben, ja für das Heilen an sich ist es aber notwendig, dass Sie sich für jene Dimension öffnen, in der all das möglich ist, was Sie noch nicht kennen. Das heißt ganz konkret: offen für Neues sein. Das Nicht-Wissen aushalten. Sich hineinfallen lassen. Das ist vielen Menschen anfangs nicht oder nur schwer möglich, es kann sogar Angst auslösen. Andere erleben es als erfrischend. Aber mal ehrlich: Wenn Ihnen das, was Sie bisher wissen, helfen würde, wären Ihre Probleme doch längst gelöst!

Zur Offenheit gehört nicht nur die Bereitschaft, während des Schreibens Neues zu entdecken, sondern auch, diese neuen Erkenntnisse wieder infrage zu stellen. Geben Sie sich nicht zufrieden. Jede neue Erkenntnis ist nur die nächste Hürde.

Das Körpergedächtnis nutzen und Zeuge der eigenen Wahrheit werden

Um einen Schritt über das bloße Denken hinaus zu tun, müssen Sie Ihr Körpergedächtnis und Ihre innere Weisheit nutzen. Das tun Sie, indem Sie Ihre Empfindungen und Gefühle ernst nehmen und dokumentieren.

Was immer Sie erlebt haben: Sie leiden heute noch darunter, weil es damals keine Zeugen gab, die mit Ihnen mitgefühlt haben. Wenn Sie heute, vielleicht Jahre später, wieder dorthin gehen und bezeugen, dass Ihnen genau das widerfahren ist, erleichtert das ebenso, wie es guttut, einem guten Freund oder Vertrauten davon zu erzählen. Vorausgesetzt eben, dass Sie es aussprechen (schreiben) und sich selbst aufmerksam zuhören (lesen).

Finden Sie die Person Ihres Vertrauens

Es ist keine Voraussetzung, aber es ist sinnvoll, zumindest eine Person zu haben, mit der Sie sich über Ihre Erfahrungen mit dem Schreiben austauschen können. Fehlt eine solche Person des Vertrauens, wäre es auch das wert, erforscht zu werden: Was hindert mich daran, eine Vertrauensperson in meinem Leben zu haben? Fällt es mir schwer zu vertrauen? Welche Erfahrungen habe ich mit Vertrauen gemacht? Und: Wie wäre es, einem Menschen vertrauen zu können?

Abgesehen von den inneren Hürden können Sie natürlich trotzdem dafür sorgen, dass Sie jemanden finden, mit dem Sie sich austauschen können:

- Schließen Sie sich einem örtlichen Chor an.
- Nehmen Sie an einem Tanzkurs teil.
- Melden Sie sich für Yoga an.
- Gründen Sie eine Kochgruppe. In meiner Jugend auf dem Land gab es sogenannte Um-Esser: Menschen, die reihum bei den Mitgliedern dieser Gruppe gemeinsam gekocht und gequatscht haben.
- Oder treten Sie meiner Facebookgruppe bei, um mit anderen Heilschreibern in Kontakt zu treten: www.facebook.com/dastraumavonderseeleschreiben

Übung: Sein und Nichtsein

»Sein oder Nichtsein, das ist hier die Frage.« Ich will dieses berühmte Zitat aus Shakespeares *Hamlet* nutzen, um auf die Vielschichtigkeit dieser Frage hinzuweisen. Viele Kinder dürfen nicht sein, wer sie sind, oder müssen so sein, wie die Eltern es von ihnen verlangen, weil ihnen andernfalls Liebesentzug,

Prügel oder andere Formen der Gewalt drohen. Diese Bedingungen des Seins und Nichtseins sind eng verbunden mit der existenziellen Frage von Sein oder Nichtsein: dem Tod der Identität. Diese Kinder sind als Erwachsene so mit ihrem »falschen Selbst« identifiziert, dass sie keine Ahnung mehr haben, wer sie wirklich sind.

»Es sind Mitgefühl und Liebe, die die Wandlung zu einem wahren Selbst möglich machen«, schreibt Arno Gruen (2014, S. 8). Folgende Übung wird Ihnen einerseits helfen herauszufinden, mit wie vielen Teilen Ihres wahren Selbst Sie in Kontakt sind, und andererseits, ihm weiter auf die Spur zu kommen.

Stellen Sie sich drei Fragen nacheinander, und zwar in Form von wiederholenden Fragen. Dazu falten Sie aus einem Blatt Papier einen Aufsteller und schreiben die erste Frage in großen Lettern darauf. Stellen Sie den Aufsteller vor sich auf den Tisch, sodass Sie ihn gut sehen können. Beantworten Sie dann diese Frage im Kontext Ihrer Biografie. Es reichen einzelne Worte oder wenige Sätze. Richten Sie den Blick dann erneut auf den Aufsteller und nehmen Sie die Frage frisch in sich auf, als würden Sie sie zum ersten Mal lesen. Antworten Sie, schauen Sie die Frage an, antworten Sie und so weiter. Und erlauben Sie sich, mit jeder Antwort tiefer in sich vorzudringen. Nehmen Sie sich für diese Frage insgesamt maximal zehn Minuten Zeit, bevor Sie zur zweiten Frage weitergehen, dort genauso verfahren und das Ganze schließlich auch mit der dritten Frage praktizieren.

Sollten Sie es vorziehen, am Computer zu schreiben, kopieren Sie sich die Fragen in die Zwischenablage und nach jeder Antwort erneut ins Dokument.

Und hier sind die Fragen:

1. Wie sollte ich sein?
2. Wie sollte ich nicht sein?
3. Wer bin ich wirklich?

Nehmen Sie sich nach dieser Schreibsequenz einen Augenblick Zeit, um in sich nachzuspüren. Wie geht es Ihnen jetzt? Genauso wie vorher? Verwirrt? Genervt? Erleichtert? Überrascht? Wie auch immer es sich gerade anfühlt, es ist genau das, was jetzt wahr ist. Finden Sie Worte dafür und schreiben Sie auch diese auf.

Der Körper kennt die Wahrheit

Damit aus dem Schreiben Heilschreiben wird, nehmen Sie eine bestimmte innere Haltung ein, um die Veränderungen der eigenen Erfahrungen wahrnehmen zu können.

Stellen Sie sich vor, dass Sie einen Marathon laufen und als Erster durchs Ziel gehen. Sie stehen breitbeinig da und recken die Arme in die Luft. Probieren Sie das gleich einmal aus: Sie jubeln also und freuen sich – und nun rufen Sie im Jammerton: »Das Leben ist schrecklich, ich stürze mich gleich aus dem Fenster!« Glauben Sie sich diese Worte? Wohl eher nicht. Körperhaltung, Gefühle, Empfindungen, Stimme, Atem, Gedanken und vieles andere hängen eng zusammen und stimmen meist gut überein. Nina Bull wies dies in Studien bereits Ende der 1940er-Jahre nach. (Lewis 2012)

Es ist ein weitverbreitetes Vorurteil, dass Informationen aus unserem Körper unscharf seien. In der Therapie sehe ich, dass der Körper oft sehr viel näher an der Wahrheit dran ist als der Verstand: Eine Frau erzählt von ihren liebevollen Eltern und zieht dabei ihre Schultern hoch, ihre Pupillen werden weit, die Stimme ist schrill. Sie spricht von Liebe, ihr Körper aber zeigt Angst. Ein Mann erzählt von seinen beruflichen Erfolgen und senkt dabei den Blick, er geht aus dem Kontakt, seine Brust fällt ein. Eine Schamreaktion.

Wenn Sie Geschichten erzählen, um bestimmte Selbstbilder aufrechtzuhalten, die Sie eigentlich gar nicht wollen, landen Sie damit in einem Teufelskreis der Selbstverleugnung. Um diesem zu entkommen, ist es notwendig, sich nicht nur auf der Verstandesebene mit sich auseinanderzusetzen. Wenn Sie es schaffen, Empfindungen, Emotionen und den Verstand gleichzeitig wahrzunehmen, ohne einem der drei Bereiche die Führung zu überlassen, gelangen Sie schnell an jene Identifikationen, die Ihr tägliches Erleben prägen.

Schreiben und Achtsamkeit

Der Begriff Achtsamkeit verweist auf mehrere Inhalte. Für die Praxis des Heilschreibens ist vor allem der Geisteszustand relevant.

Achtsamkeit ist keine Erfindung der Neuzeit. Man findet sie bereits bei Daoisten, Hinduisten, Buddhisten und in vielen anderen spirituellen Traditionen. Für den Westen erkannte der amerikanische Molekularbiologe Jon Kabat-Zinn den Wert dieser Haltung bereits in den 1970er-Jahren. Aus seiner Feder stammt die Methode »Mindfulness Based Stress Reduction« (MBSR), zu Deutsch: Stressreduktion durch Achtsamkeit. Kabat-Zinn definiert Achtsamkeit als jenes Gewahrsein, das sich offenbart, wenn man die Aufmerksamkeit bewusst und ohne zu bewerten auf die Erfahrung richtet, die sich von Moment zu Moment entfaltet. (Harrer 2016)

Mithilfe folgender Mini-Übungen werden Sie gleich jene Geisteshaltung erkennen lernen, die dem Heilschreiben dienlich ist:

Schritt 1: Ich lenke meine Aufmerksamkeit
Lenken Sie einen Moment lang Ihre Aufmerksamkeit mit geöffneten Augen auf sich selbst. Sie sehen Teile Ihres Körpers, vermutlich

die Hände, vielleicht auch die Unterarme und Schenkel. Schauen Sie einfach nur hin. Fertig.

Schritt 2: Ich werde achtsam
Bei diesem Schritt achten Sie bitte darauf, was Sie innerlich wahrnehmen. Schließen Sie dazu die Augen. Wie fühlt es sich an, in diesem Leib zu sein? Verbleiben Sie auf der körperlichen Ebene. Nehmen Sie den Druck wahr, dort, wo Sie auf dem Stuhl aufsitzen. Lenken Sie Ihre Aufmerksamkeit in die Fußsohlen und spüren Sie deren Gewicht auf dem Boden. Wie fühlt sich Ihr Bauchraum an? Wie fließt Ihr Atem? Was tut sich in Ihrem Nacken? Können Sie den Spannungszustand Ihrer Augen wahrnehmen?

Verschieben Sie den Fokus nun auf die Gefühlsebene. Die meisten Gefühle werden im Rumpf wahrgenommen. Öffnen Sie sich für die Erfahrung in Ihrem Herzraum. Nehmen Sie nun Ihre Gedanken wahr. Beschreiben Sie diese. Auch hier genügt ein Moment.

Durch diesen einfachen Bodyscan haben Sie erfahren, wie es ist, auf das zu achten, was Sie aktuell empfinden.

Schritt 3: Ich beobachte das sich verändernde Erleben
Nehmen Sie noch etwas hinzu: Üblicherweise richten Sie Ihren Blick auf etwas, bis Sie es eingeordnet haben, und springen dann mit der Aufmerksamkeit weiter. Stattdessen verbleiben Sie diesmal bei einer Sache und verfolgen das im Werden begriffene Erleben. Ganz so, als lägen Sie rücklings in einer Wiese und betrachteten Wolken bei ihrer steten Verwandlung.

Probieren Sie das jetzt aus. Nehmen Sie eine einzige Empfindung und untersuchen Sie sie. Beschreiben Sie diese Empfindung in allen Facetten: Größe, Temperatur, Farbe, Qualität und eben ihre Veränderung. Bleiben Sie dran, auch wenn Sie glauben, schon alles darüber zu wissen.

Schritt 4: Ich nehme mein Erleben an
Im nächsten Schritt bitte ich Sie, Ihre Aufmerksamkeit auf alle Regungen zu lenken und wahrzunehmen, wie Sie damit umgehen. Wenn Sie einen Druck im Unterbauch verspüren: Welcher Impuls regt sich in Ihnen? Wollen Sie den Gürtel lockern? Sich anders hinsetzen? Atmen Sie flacher? Suchen Sie nach einer Erklärung für den Druck? Schließen Sie die Augen. Wieder nur eine Minute. Jetzt.

Statt auf Ihr Erleben zu reagieren, nehmen Sie es einfach nur wahr. Und wenn Urteile, Kritik, Analysen oder sonst etwas damit einhergehen, nehmen Sie auch diese einfach nur wahr: Das alles lebt also momentan in mir. Sie müssen es weder gut noch schlecht finden, weder einordnen, verstehen noch verändern. Etwas da sein lassen, wie es ist, das ist die Aufgabe für diesen Abschnitt der Übung.

Schritt 5: Ich bin im Hier und Jetzt
Im Hier und Jetzt zu sein brauchen Sie nun gar nicht mehr zu üben. Vielleicht ist es Ihnen ohnehin aufgefallen: Sobald Sie Ihr Erleben beobachten, sind Sie automatisch im Hier und Jetzt. Sonst ist es kein Erleben mehr, sondern eine Erinnerung daran oder eine Erwartung.

Schritt 6: Mein Beobachter erwacht
Gleichzeitig ist noch etwas geschehen: Sie sind mit Ihrem inneren Beobachter in Kontakt gekommen. Indem Sie etwas beobachten, trennt sich der Beobachter von dem, was er beobachtet. Er und das zu Beobachtende sind nicht länger miteinander verschmolzen. Indem Sie diese Trennung vollziehen, nehmen Sie die Position des Beobachters ein und identifizieren sich mit dessen Perspektive anstatt mit dem sich wandelnden Erleben.

Wenn ich von einem Beobachter spreche, denken Sie vielleicht an ein kleines Männchen in Ihrem Kopf. Das gibt es natürlich nicht. Der Beobachter ist kein Objekt, sondern ein Zustand des Gewahrseins.

Schritt 7: Ich löse mich aus der Identifikation
»Ich bin nicht meine Gefühle, ich habe sie. Ich bin nicht mein Schmerz, ich habe ihn. Ich bin nicht meine Urteile über mich selbst, ich habe sie.« Eine Trennung von Beobachter und zu Beobachtendem herbeizuführen ist der erste Schritt, um aus einer Identifikation mit einer schädlichen Überzeugung über sich selbst herauszutreten. Dies nennt man »Disidentifikation«.

Was versteht man unter »Disidentifikation«?

Dieser Begriff wurde vom italienischen Psychologen Roberto Assagioli (1888–1974) geprägt: »Wir werden beherrscht von allem, womit sich unser Selbst identifiziert. Wir können alles beherrschen und kontrollieren, von dem wir uns disidentifizieren.« (Assagioli 1978, S. 61)

Viele Psychotherapien beziehen sich heute auf Roberto Assagiolis Entdeckung. Daniel Siegels »*Y*ou *O*bserve and *D*ecouple *A*utomaticity« (YODA) geht zum Beispiel darauf zurück (»Du beobachtest, um automatische Abläufe zu entkoppeln«). (Siegel 2012, S. 326) In der Akzeptanz- und Commitmenttherapie ACT wird die Disidentifikation »Defusion« genannt. Die Focusing-Lehrerin Ann Weiser Cornell prägte den Begriff »Ver-Eslichung«: Indem man das gefühlte Erleben in etwas Beobachtbares verwandelt, ist man nicht länger damit identifiziert. Man gewinnt Distanz dazu. (Weiser Cornell 1997)

Der forschende Beobachter

Außer dem bloßen Beobachten der inneren Bewegungen erfordert das erfolgreiche Heilschreiben noch einen Forschergeist. Nehmen Sie das, was auftaucht, nicht nur wahr, sondern ernst. Lassen Sie die

Erfahrungen nicht nur kommen und gehen wie in einer Achtsamkeitsmeditation, sondern richten Sie Ihre Neugier aktiv auf die stets von Neuem auftretenden inneren Veränderungen und gelangen Sie so immer tiefer an das, was Ihr Erleben formt.

Weil es für das Heilschreiben wichtig ist, möchte ich Ihnen den Unterschied zwischen der Haltung von bloßer Achtsamkeit und der des forschenden Beobachters veranschaulichen: Achtsam ist es, wenn Sie auf einer Fernreise ein Gebäude entdecken und es einfach nur betrachten, während Sie daran vorübergehen. Der forschende Beobachter hingegen wird das Gebäude von allen Seiten betrachten, anfassen, hineingehen, jedes Stockwerk erkunden: Aus welchen Materialien wurde es gebaut? Warum an dieser Stelle? Unter welchen Umständen ist es nützlich? Was hat sich der Architekt dabei gedacht? Indem Sie so in die Konstruktion des Gebäudes mehr und mehr eindringen, wird sich Ihnen das Gebäude nach und nach erschließen. Sie werden seinen Sinn verstehen, und allein dadurch wird es sich für Sie verändern. Ganz so, wie sich ein Kunstwerk durch genaue Betrachtung für den Betrachter verändert. Am Anfang sehen Sie vielleicht nur Farbflecke und geometrische Formen. Aber sobald Ihnen jemand erklärt, wann es entstanden ist und was sich der Künstler dabei gedacht hat, erkennen Sie die Geschichte darin. Und am Ende wird aus einer auf den ersten Blick vielleicht noch hässlichen, scheinbar nutzlosen Schmiererei plötzlich Ihr Lieblingsbild.

Übertragen auf das Heilschreiben heißt das: In der Haltung des forschenden Beobachters folgen Sie dem, was in Ihrem Bewusstsein auftaucht, und erkunden es. Dadurch wird wiederum etwas Neues auftauchen, und Sie erforschen auch das. So wird aus Ihrem aktuellen Erleben nach und nach ein ganzkörperliches Verstehen.

Komponenten des forschenden Beobachters

- Lenken Sie die Aufmerksamkeit nach innen.
- Achtsamkeit ist nicht die Vorstellung, den Körper wahrzunehmen, sondern Sie erleben ihn und alle Veränderungen Ihres Organismus direkt und ohne Filter.
- Nehmen Sie alle Veränderungen im Erleben wahr: Gedanken, Gefühle, Empfindungen, Körperhaltung, Atem, Muskeltonus, auftauchende Bilder, Stimmen, Gerüche und Erinnerungen.
- Bleiben Sie mit Ihrer Aufmerksamkeit entspannt und mit Neugier bei allem, das auftaucht.
- Heißen Sie alles willkommen, wie es ist. Das schließt auch den Widerstand dagegen ein (falls einer auftaucht).
- Verändern Sie nichts, interpretieren, analysieren, bewerten und urteilen Sie nicht. Warten Sie, bis aus dem gefühlten Erleben ganz von selbst eine Bedeutung entsteht.
- Taucht der Wunsch auf, etwas zu verändern, nehmen Sie ihn wahr, heißen Sie ihn ebenfalls willkommen, ordnen Sie sich aber nicht unter, sondern erforschen Sie auch ihn.
- Bleiben Sie offen. Sortieren Sie das Neue nicht in die alten Schubladen ein, sondern geben Sie ihm Raum und beobachten Sie es mit unverminderter Neugier.
- Ihre Haltung ist herzlich, mitfühlend, wertschätzend, offen, geduldig und gleichmütig.

Es ist unwahrscheinlich, dass Ihnen diese Haltung auf Anhieb und dauerhaft gelingen wird. Ich tue mich auch nach Jahren der Praxis noch schwer damit. Nehmen Sie diese Aufzählung als Orientierung. Richten Sie sich immer wieder darauf aus und erinnern Sie sich daran. Mit etwas Übung wird es leichter, länger darin zu verweilen.

Einstimmungen auf das Heilschreiben

Damit das Heilschreiben seine volle Wirkung entfalten kann, ist es gut, sich zu Beginn kurz einzustimmen. Es gibt viele Wege, die Wahrnehmung nach innen zu lenken. Wählen Sie jenen, der Ihnen am leichtesten fällt. Auf meiner Homepage www.stephan-niederwieser.de finden Sie unter dem Menüpunkt »Autonomie« mehrere Anleitungen für diese Einstimmungen. Falls Sie nicht längst selbst eine für Sie passende Art gefunden haben, können Sie vorerst einen der im Folgenden beschriebenen Wege nutzen.

Beginnen Sie das Heilschreiben immer damit, sich bequem hinzusetzen, aufrecht, aber entspannt, in der würdevollen Haltung eines Kapitäns, der sich an das Steuerrad seines Schiffes begibt. Schließen Sie die Augen ein wenig, aber nie ganz. Nehmen Sie zwei oder drei tiefe Atemzüge, öffnen Sie sich nun für alles, was da kommen mag, und heißen Sie es willkommen. Seien Sie mitfühlend und sanft zu dem, der Sie in diesem Moment sind. Scannen Sie nun Ihren Körper auf eine der unten beschriebenen Arten. Danach, noch mit geschlossenen Augen: Nehmen Sie wahr, wie die Geräusche an Ihre Ohren herandringen, ohne sie aktiv hören zu wollen. Öffnen Sie die Augen erst ganz am Ende und lassen Sie die Farben und Formen da sein, ohne aktiv zu sehen, ohne das Gesehene einzuordnen. Achten Sie darauf, wie sehr Sie mit sich in Kontakt bleiben können, auch wenn Sie nun Ihre Sinne nach außen richten. Sie sollten immer zu mehr als 50 Prozent mit Ihrer Aufmerksamkeit bei den Empfindungen bleiben.

Bewegen Sie nun sanft Ihre Finger und Zehen, Ihre Hände und Füße, Ihre Arme und Beine. Legen Sie mit dem Schreiben los.

Einfacher Body Scan

Lenken Sie Ihre Aufmerksamkeit auf Ihre beiden Sitzhöcker und spüren Sie, wie Sie auf dem Stuhl sitzen. Verschieben Sie das Gewicht millimeterweise nach links und rechts, um Ihre Mitte zu finden. Lenken Sie nun Ihre Aufmerksamkeit auf Ihre Füße. Fühlen

Sie den Kontakt mit dem Boden? Fühlen Sie sich getragen? Wenden Sie sich nun Ihrem Nacken zu. Darf Ihr Kopf gerade auf der Wirbelsäule aufsitzen? Kann er dort entspannt ruhen? Lassen Sie Ihren Unterkiefer hängen und nehmen Sie wahr, wie entspannt Ihre Augen in den Höhlen liegen.

Der Atem kommt und geht
Öffnen Sie den Mund ein wenig. Legen Sie Ihre Zungenspitze an den Gaumen direkt hinter den Zähnen an und fokussieren Sie sich nun auf Ihren Atem. Achten Sie darauf, wie er an Ihrer Nasenspitze kommt und geht.

Lenken Sie nun Ihre Aufmerksamkeit in den Bauch. Nehmen Sie wahr, wie er sich mit dem Einatmen nach vorne wölbt und beim Ausatmen nach innen zieht.

Nehmen Sie die Veränderungen in Ihrem Körper wahr und machen Sie sich eine innere Notiz davon.

Körper – Gefühle – Gedanken
Spüren Sie jene Körperstellen, die mit dem Stuhl in Berührung kommen: Po, Rücken, Unterarme auf den Lehnen. Nehmen Sie den Druck wahr und lassen Sie ihn dann gehen.

Lenken Sie Ihre Aufmerksamkeit auf Ihre Gefühle: Was spüren Sie in Ihrer Herzgegend? Trauer, Freude, Wut …? Nehmen Sie das wahr, ohne etwas daran zu verändern, und lenken Sie dann Ihre Aufmerksamkeit auf Ihre Gedanken. Sind sie hektisch oder ruhig? Ist es nur einer oder kreisen verschiedene durch Ihren Kopf? Erscheinen sie wichtig oder belanglos? Lassen Sie dann auch Ihre Gedanken los und atmen Sie noch einmal tief durch.

Von Kopf bis Fuß
Lenken Sie die Aufmerksamkeit auf Ihren Kopf. Wie fühlt er sich an? Bemerken Sie Verspannungen? Kühle? Weite? Schmerzt er? In welchem Zustand befindet sich Ihr Unterkiefer? Und was nehmen

Sie im Hals wahr? Wie geht es Ihrem Nacken? Gehen Sie nun weiter von oben nach unten durch Ihren Körper: Schultern, Arme, Hände, Brustkorb, Zwerchfell, Bauch, Unterbauch, Schenkel, Knie, Unterschenkel, Füße. Nehmen Sie zum Abschluss wahr, wie viel Kontakt Sie zum Boden haben.

Spüren – Hören – Sehen
Lenken Sie Ihre Aufmerksamkeit in den rechten Fuß und nehmen Sie wahr, was immer dort wahrzunehmen ist. Stellen Sie sich vor, Ihre Aufmerksamkeit wäre eine Flüssigkeit, die den Fuß gänzlich ausfüllt und ihn von innen her wahrnimmt. Fühlt er sich an der Innenseite so an wie an der Außenseite? Am Ballen ebenso wie an der Ferse? Und wie ist es zwischen den Zehen? Gehen Sie nun über Fußgelenk, Unterschenkel und Oberschenkel in Ihre Hüfte und über die linke Seite wieder hinunter in den linken Fuß.

Setzen Sie dann die Erkundung Ihrer Empfindungen an der rechten Hand fort, über Handgelenk, Unterarm, Oberarm, Schulter, Nacken hinüber zur linken Schulter und hinunter zur linken Hand.

Nützliche Schreib-Werkzeuge

Einige Therapeuten empfehlen, sich etwas in Form eines Briefes an die Eltern von der Seele zu schreiben. Andere schwören darauf, dass der Dialog die effektivste Methode sei, sich mit einem Thema auseinanderzusetzen. Wieder andere setzen darauf, sich mit dem »inneren Kind« anzufreunden. Alle Möglichkeiten haben Vorteile, die ich im Folgenden kurz beschreiben möchte.

Das innere Kind

Das innere Kind ist ein Modell verschiedener psychotherapeutischer Schulen. Es entwickelte sich aufgrund der Beobachtung, dass Menschen in bestimmten Situationen sprechen wie ein Kind, sich verhalten wie ein Kind, der Körper kindliche Züge annimmt. Man kann sagen, dass das innere Kind ein Resultat bestimmter innerer Erfahrungen ist. Indem man es direkt anspricht und ihm die fehlenden Informationen zur Verfügung stellt, kann es Situationen verstehen, die vorher unbegreiflich geblieben sind. Man kann ihm reale oder imaginierte Erfahrungen zuteilwerden lassen, um fehlende Erfahrungen nachzunähren.

Beachten Sie, dass Sie das Werkzeug jederzeit wechseln können. Sollten Sie eine schlimme Erfahrung nacherzählen und dabei merken, dass Wut in Ihnen hochkommt, die sich gegen eine bestimmte Person richtet, können Sie in einen Dialog wechseln und dieser Person gehörig die Meinung schreiben. Haben Sie angefangen, einen Dialog zu schreiben, und merken dann, dass eigentlich mehrere Personen an der Situation beteiligt waren, könnten Sie entsprechend in die jeweiligen Akteure wechseln und jede dieser Perspektiven einnehmen. Oder Sie haben mit einem Brief begonnen und erkennen plötzlich, dass Sie auch die andere Seite verstehen wollen. In diesem Fall schlüpfen Sie einfach in dessen Haut und erzählen die Geschichte aus seiner Perspektive.

Und: Wählen Sie das Thema entsprechend Ihres aktuellen Zustands. Fühlen Sie sich schwach und voller Selbstzweifel, ist es vielleicht nicht das Beste, alle demütigenden Erfahrungen aus der Vergangenheitskiste hervorzukramen. Besinnen Sie sich stattdessen auf Ihre Ressourcen.

Der Monolog

Beim Monolog »reden« Sie, als würden Sie jemandem erzählen, was in Ihnen vorgeht, mit allem, was dazugehört: Erregung, Trauer, Wut, Genervtsein. Notieren Sie dabei alles, was sich während des »Erzählens« in Ihnen verändert: Ihr Atem, mögliche Fluchttendenzen, Sie wollen sich ablenken, haben störende Gedanken oder plötzlich Leere im Kopf – alles gehört dazu. Sie schreiben in der Ich-Perspektive: »Ich ging ... Dann begegnete mir ... Ich hörte ihn sagen ...«

Verschiedene Perspektiven

Wenn Sie eine Geschichte monologisch erzählen, stellen Sie sich selbst in den Fokus. Um einen anderen Blick auf eine Situation zu bekommen, kann es sinnvoll sein, die Perspektive zu wechseln.

Hier einige weitere Erzählperspektiven und wie sie sich auf das Heilschreiben auswirken:

Dritte Person

Wenn Sie sich intensiv mit einem Thema auseinandersetzen, kann es hilfreich sein, nicht im Ich darüber zu schreiben, sondern die Situation wie ein Außenstehender zu betrachten. So gewinnen Sie Distanz zu sich und den eigenen Reaktionen.

Die Perspektive des Allwissenden

Während Sie in der dritten Person trotzdem aus der eigenen Perspektive schreiben, können Sie auch die Perspektive eines Beobachters wählen, der alles sieht, weiß und versteht. Quasi eine Art göttliche Perspektive. So können Sie die Begebenheit aus der Perspektive aller beteiligten Personen gleichzeitig schildern. Wie haben die anderen sich dabei gefühlt? Was ist in ihnen vorgegangen? Was hat das mit ihrem Leben und ihren persönlichen Erfahrungen zu tun?

Selbstverständlich ist diese Perspektive nur in einem Roman »realistisch«. Im Alltag können Sie unmöglich wissen, was genau die andere Person denkt, fühlt oder empfindet. Dennoch ist diese allwissende Perspektive sinnvoll, denn sie hilft Ihnen zu erkennen, welche Vorstellung Sie bereits über andere haben – die Sie dann wiederum hinterfragen können.

Das innere Kind

Es ist sehr wahrscheinlich, dass Sie sich Ihren tiefen Wunden meist aus der Perspektive des Ich-Erzählers zuwenden. Nur: Welcher Anteil spricht da eigentlich? In der Regel ist es jener, der noch in der damaligen Situation gefangen ist, sich mit dem Kind eins fühlt und keinen Abstand zu den Ereignissen hat. Mit etwas Übung können Sie die Anwesenheit Ihres verletzten, beschämten, verängstigten Kindes spüren und auch an der Art erkennen, wie Sie Ihre Sätze formulieren, vielleicht sogar an den Worten, die Sie verwenden.

Falls Sie merken, dass Sie ganz mit der Rolle Ihres inneren Kindes verschmelzen, ist es sinnvoll, den Erwachsenen aktiv hinzuzurufen. Schauen Sie aus dem Bewusstsein desjenigen, der alles überstanden hat und weiß, dass er überlebt hat. Lassen Sie den Erwachsenen auf sich als Kind schauen, das in seiner Situation feststeckt und überzeugt ist, dass sein Leben immer so weitergehen wird.

Wenn Sie diese Erzählhaltung wählen, ist es durchaus sinnvoll, sich vor dem Schreiben klarzumachen, dass Sie erwachsen sind. Dazu kann helfen, sich das aktuelle Alter und die Lebensumstände in Stichpunkten in Erinnerung zu rufen. Zum Beispiel:

»Ich, Name, xx Jahre alt, sitze in meiner Wohnung an meinem Schreibtisch und tippe. Ich bin verheiratet, fühle mich in meiner Ehe aufgehoben und sicher. Ich bin finanziell unabhängig und kann eigene Entscheidungen fällen. In diesem Bewusstsein schaue ich mir an, wie sich Situation xy für mich als Kind angefühlt hat.«

Beobachten Sie sich während des Schreibens. Sobald Ihnen auffällt, dass Sie ganz in den Gefühlen von damals zu versinken drohen, erinnern Sie sich wieder an Ihre Erwachsenen-Realität.

Persönlichkeitsanteile in den Fokus nehmen

In vielen Hundert Aufstellungen habe ich gelernt, dass man alle möglichen, irgendwie erdenklichen Anteile »aufstellen« kann. So gewinnt man Distanz zu so nahen Anteilen wie Gefühlen, kann von außen darauf schauen und sie so besser verstehen. Alles, was Sie dazu brauchen, ist ein Blatt Papier.

1. Malen Sie einen dicken Pfeil auf das Blatt Papier, aus der Mitte heraus bis an den Rand, um die Blickrichtung zu markieren.

2. Stellen Sie sich nun vor, dass das, was Sie mit dem Heilschreiben erforschen wollen, durch dieses Papier vertreten wird. Zum Beispiel die Beziehung zu einem bestimmten Menschen, ein Gefühl oder so etwas wie Geld.
3. Platzieren Sie dieses Papier jetzt bewusst im Raum, wo es sich für Sie richtig anfühlt, und setzen Sie sich zurück an Ihren Platz.
4. Schreiben Sie: Wie geht es Ihnen im Augenblick? Welchen Bezug haben Sie nun zum papiernen Stellvertreter? Können Sie ihn sehen? Ist er versteckt? Was bedeutet das für Sie? Was löst seine Anwesenheit in Ihnen aus? In welcher Beziehung steht er zu Ihnen? Wo hätten Sie ihn lieber? Wo wäre er lieber? Näher dran, weiter weg? Wenn Sie das nun auf den Anteil übertragen, den das Papier repräsentieren soll: Was sagt Ihnen das darüber?
5. Wenn Sie genug erforscht haben, setzen Sie sich noch einmal zurück und spüren Sie kurz nach: Wie geht es Ihnen jetzt? Was hat diese Schreibsequenz in Ihnen ausgelöst? Öffnen Sie die Augen und notieren Sie auch das.

Der Brief

Mit einem Brief wenden Sie sich an eine bestimmte Person, die damit persönlich angesprochen wird und für die der Inhalt relevant ist. Sie schreiben auch diesen Brief nur für sich selbst. Er wird nie abgeschickt – nur so können Sie mit den eigentlichen Gefühlen diesem Menschen gegenüber wirklich in Kontakt kommen. Nur die Sicherheit, dass der andere den Brief nie lesen wird, ermöglicht Ihnen, dass Sie *alles* schreiben können, ohne sich über seine Reaktion Gedanken machen zu müssen. Und das könnten Sie ihm schreiben:

- Das habe ich beobachtet (Geschehen).
- Das hat diesen Eindruck bei mir hinterlassen (Interpretationen).

- Dies sind meine Gefühle dazu (Impulse, Reaktionen).
- Das wünsche ich mir von dir.
- Das wünsche ich dir.
- Das bekommst du von mir.

Und denken Sie dabei an das Zitat, das Hannah Arendt zugeschrieben wird: »Sagen, was ist, verändert die Welt.«

Der Adressat

Vermutlich schreiben Sie den Brief an eine Person, von der Sie sich geschädigt fühlen. Ebenso können Sie an alle anderen beteiligten Personen schreiben, zum Beispiel Menschen, die vom Tathergang Kenntnis gewonnen haben, aber nicht eingeschritten sind. Bei Mobbing durch den Chef könnten Sie also an die Mitarbeiter schreiben, nach einer Auseinandersetzung mit den Eltern könnte es guttun, auch die Geschwister seine Gefühle wissen zu lassen. Vielleicht wollen Sie den Großeltern schreiben, was Sie in der Erziehung ihrer Kinder (also Ihrer Eltern) versäumt haben. Sie können einen Brief an sich selbst verfassen, in dem Sie sich wissen lassen, dass Sie mitbekommen, was passiert ist, und Ihre Gefühle zum Ausdruck bringen, als wären Sie selbst ein »Außenstehender«. Nicht zuletzt können Sie einen Brief an Ihr inneres Kind schreiben.

Die Anrede

Schreiben Sie nur, was Ihnen angemessen erscheint. Einen Brief an einen geliebten Menschen, den Sie zu früh verloren haben, werden Sie vermutlich mit »Liebe(r)…« beginnen wollen. Es wäre hingegen wenig angemessen, einen Brief an einen Einbrecher, der Ihnen großen Schaden zugefügt hat, mit dieser Anrede zu beginnen.

Falls Sie merken, dass es Ihnen schwerfällt, bei Ihren wahren Gefühlen zu bleiben, machen Sie das zum Thema Ihres nächsten Heilschreibens. »Warum schreibe ich ›Liebe(r)…‹, wenn ich eigentlich wütend bin? Was würde passieren, wenn ich meine wahren Gefühle zum Ausdruck brächte? Wie fühlt es sich an, meine Gefühle zu verraten?«

Warum einen Brief schreiben?
Weil diese »Brief-Methode« sehr verbreitet ist, möchte ich noch einmal erklären, wie wir sie beim Heilschreiben nutzen. Es geht nicht darum, das Zurückgehaltene einfach hinzuschreiben, um es loszuwerden oder gar beleidigende, verletzende Dinge auszudrücken und dabei die eigenen »Wohlfühlgrenzen« zu überschreiten – der Brief ist nicht als Mutprobe gedacht. Für die Genesung ist entscheidend, sich während des Schreibens selbst zu erforschen: Kann ich dem Adressaten gegenüber ausdrücken, was mir am Herzen liegt? Was würde ich gerne schreiben, traue ich mich aber nicht, es auszudrücken? Was glaube ich, würde passieren, wenn ich es dennoch täte? Was wäre das Schlimmste, das passieren könnte? Und wenn genau das einträfe, was ich erwarte: Welche Konsequenzen hätte das wirklich für mich? Falls Sie alles bislang Unausgedrückte schreiben können: Wie reagiert Ihre Innenwelt darauf? Erleichtert? Mit schlechtem Gewissen? Mit Trauer, Freude, Wut? Und wenn Sie beim schlechten Gewissen, bei Trauer, Freude oder Wut verweilen: Was geschieht als Nächstes?

Der Dialog

In Auseinandersetzungen ist es sinnvoll, achtsam zu kommunizieren, Vorwürfe zu unterlassen und Ich-Botschaften zu senden. Das hat einen einfachen Grund: Vorwürfe und Ähnliches werden von der Psyche des Gegenübers immer als Angriff empfunden. (Nur sehr weit fortgeschrittene Menschen können dabei gelassen bleiben.) Sein Organismus bereitet sich darauf vor zu flüchten oder zu kämpfen. Wenn beides nicht möglich ist, wird er auf die eine oder andere Weise erstarren. Im Dialog bedeutet das, dass sich Ihr Gegenüber entweder zurückzieht, was wiederum vermutlich Sie verletzen wird. Oder es holt zum Gegenschlag aus, wodurch Ihre Instinkte Sie zu Flucht, Kampf oder Erstarren veranlassen werden. Oder er erstarrt eben, meist emotional. Keine dieser Reaktionen dient dazu, einen Konflikt zu lösen.

Ich-Botschaften sind weniger aggressiv. »Mich hat das verletzt«, heißt ja noch lange nicht, dass der Gesprächspartner das beabsichtigt hat. So hat er die Freiheit, Stellung dazu zu nehmen. Ich-Botschaften eröffnen zudem die Möglichkeit, sich selbst besser zu verstehen. »Ah, ich habe das und das rausgehört.« Diese Interpretation lässt sich dann an der Realität überprüfen: »Hast du das wirklich so gemeint?«

Das klingt vergleichsweise einfach, ist aber natürlich schwer, wenn man gerade aufgebracht ist. Das Heilschreiben bietet Ihnen die Möglichkeit, Situationen, die misslingen, aufzuarbeiten – mit einem ganz entscheidenden Vorteil: Sie müssen sich eben nicht zurückhalten, sondern können richtig Gas geben. Spüren Sie in Ihrem Körper, wie sich das anfühlt! Gibt Ihnen das Kraft? Lässt Sie das erlahmen? Resignieren Sie dabei? Halten Sie sich auch beim Schreiben zurück, obwohl Sie innerlich kochen? Werden Sie ausfallend oder beschämend? Gibt es für diese Reaktionen Vorbilder in Ihrer Familie?

Ich-Botschaften

Senden Sie eine Ich-Botschaft, bedeutet das, dass Sie Ihre Meinung und Gefühle mitteilen, anstatt den Gesprächspartner zu interpretieren. Zum Beispiel: »Ich bin traurig«, statt »Du hast mich traurig gemacht«. Während Letzteres ein Vorwurf ist, mit dem man dem Gegenüber die Schuld am eigenen Empfinden gibt, behält man bei der Ich-Botschaft die Verantwortung für das eigene Empfinden bei sich.

Wiederholende Fragen

Um eng an einem Thema zu bleiben und dabei in immer tiefere Schichten des Noch-nicht-Bewussten vorzudringen, können Sie eine bestimmte Frage wiederholt beantworten. So geht's:

1. Wählen Sie ein Thema und formulieren Sie dazu eine konkrete Frage.
2. Falten Sie ein Blatt Papier zu einem Aufsteller und schreiben Sie die Frage in großen Lettern darauf.
3. Stellen Sie den Aufsteller vor sich hin und schreiben Sie die erste Antwort. Nicht nachdenken, einfach die Antwort kommen lassen. Schreiben Sie das Erste hin, das Ihnen einfällt.
4. Schauen Sie dann erneut auf die Frage, als würden Sie sie zum ersten Mal sehen, und antworten wieder. Egal, was kommt.
5. Erlauben Sie sich, dass die Frage jedes Mal tiefer in Sie vordringt.
6. Setzen Sie sich nach 15 Minuten zurück und lassen Sie die Übung nachwirken. Wie geht es Ihnen jetzt? Was ist Ihnen klar geworden? Wohin richtet sich Ihre Neugier jetzt?
7. Schreiben Sie auch all das auf.

Wenn Sie am PC arbeiten, können Sie die Frage einfach in die Zwischenablage kopieren und mit einem Tastaturkürzel immer wieder in den Text hineinkopieren.

Die Dankesrede

Manche therapeutische Schulen sehen in Trauma-Überlebensstrategien etwas, das man schnellstmöglich loswerden muss, weil sie hinderlich sind. Eine solche Haltung unterstützt viele Menschen darin, sich weiterhin selbst abzulehnen, schlechtzumachen oder gar zu verurteilen. Wie wäre es, sich stattdessen für die Fähigkeit und das Talent zu danken, so ausgefeilte Mechanismen entwickelt zu haben, die Ihnen das Überleben überhaupt ermöglichten? Auch wenn Ihnen Ihre Essstörungen, Süchte, Selbstkritik, Depression, Wutanfälle... noch so schädlich erscheinen: Sie haben lange Zeit einen Zweck erfüllt (und tun es noch).

Eine Dankesrede ermöglicht es Ihnen, sich diesen Mechanismen wertschätzend zu nähern und so mit ihnen auf gute Weise in Kontakt zu kommen. Danach wird es Ihnen viel leichter fallen, sie zu durchdringen, ihre Ursachen zu verstehen und Wege zu entdecken, sie durch sinnvollere Verhaltensweisen und Gefühle zu ersetzen.

Machen Sie aus der Dankesrede ruhig eine Ansprache: »Wir freuen uns heute, XY begrüßen zu dürfen...« Achten Sie aber darauf, dass Sie im Mitgefühl für sich bleiben.

Unvollendete Sätze

Alternativ zur wiederholenden Frage können Sie auch einen Satzanfang immer wieder neu vervollständigen. Auch das fordert Sie, immer tiefer in ein Thema vorzudringen. Solche Sätze könnten sein:

- Wenn ich wirklich Mitgefühl mit mir hätte...
- Wenn ich bereit wäre, mich zu verändern...
- Würde ich mein inneres Kind nicht verleugnen...

Unterstützung durch die Gemeinschaft

Menschen sind soziale Wesen. Es ist biologisch in uns angelegt, in Gemeinschaft zu leben. Werden Sie krank, ist es ein gesunder Impuls, Unterstützung zu suchen. Besonders Ihre Psyche und Ihre Gefühle heilen nicht in der Isolation, sondern in und durch Beziehungen. Diese Tatsache können Sie sich auch beim Heilschreiben zunutze machen.

Stellen Sie sich beim Schreiben vor, Sie würden Ihr Thema nicht für sich allein verarbeiten, sondern einer Gruppe von Ihnen wohlgesonnenen Menschen erzählen. Diese Gruppe kann aus Mitgliedern Ihrer Familie bestehen, aus ähnlich Betroffenen, aus Ihren besten Freundinnen oder Freunden. Gibt es nur einen Vertrauten in Ihrem Leben, verdoppeln Sie ihn mehrfach, um eine Gruppe mit ihm zu bilden. Sie können auch Fantasiefiguren heranziehen: Göttinnen, Ahnen, Verstorbene, spirituelle Lehrer, Therapeuten, Helden aus der Geschichte oder Idole aus der Comicwelt. Wichtig ist einzig, dass es ausschließlich Menschen oder Figuren sind, mit denen Sie sich sicher fühlen und denen Sie alles anvertrauen.

Als Rahmen schlage ich gerne ein loderndes Lagerfeuer vor. Alternativ können Sie sich innerlich auf eine Blumenwiese begeben, in einen geheimen Garten, an einen plätschernden Bach, unter einen Schatten spendenden Baum oder wo immer sonst Sie sich wohl und aufgehoben fühlen.

Das neue Ende

Sie wollen eine Begegnung oder eine Situation bearbeiten, die nicht gut ausgegangen ist? Dann können Sie beim Heilschreiben ein ganz anderes Ende entstehen lassen.

Um Ihre Beziehung zu einer Erfahrung in Ihrer Vergangenheit zu verändern, lassen Sie sie auf gute Weise enden, während Sie auf Ihre Empfindungen achten. Das Gehirn unterscheidet nämlich nicht zwischen Realität und Vorstellung. Für das Gehirn *ist* die Vorstellung Realität. Das wurde in zahlreichen Studien nachgewiesen. Wenn Sie mal genauer hinschauen: Von allem, das Sie erleben, machen Sie sich eine Vorstellung. Von daher existiert alles tatsächlich in Ihrer Vorstellung.

Die eigene Vorstellungskraft kann ganz konkret zum Heilwerden eingesetzt werden. Denken Sie beispielsweise an Profisportler, die einen Bewegungsablauf mental trainieren, indem sie ihn sich immer wieder ganz genau vorstellen. Auch Menschen mit körperlichen Handicaps nutzen diese Methode, wenn sie zum Beispiel ein Glas greifen oder einen Fuß vor den anderen setzen wollen: Sie stellen sich Bewegungen vor und führen sie im Geiste wieder und wieder aus, bis sie sie perfektioniert haben. Versuchen sie die Bewegung dann physisch umzusetzen, stellen sie fest, dass sie leichter fällt. Durch die Vorstellung bauen Sie neue synaptische Verbindungen auf, die Ihnen dann im Alltag zur Verfügung stehen.

Frau B. ist »kritikempfindlich«

Frau B. hat ihre gesamte Kindheit über unter einem Vater gelitten, der sie wieder und wieder in einem Maße infrage gestellt hat, dass sie sich dadurch erniedrigt gefühlt hat. Ihr Problem ist heute, dass jede Form der Kritik sie übermäßig wütend auf den Kritiker macht, was ihr in ihrem Berufsalltag immer wieder große Probleme bereitet.

Für das Heilschreiben schlug ich ihr vor, eine konkrete Situation zu beschreiben, in der diese Art des Infragestellens durch den Vater stattfand. Anstatt diese Situation wieder allein auszubaden und sich klein und unfähig zu fühlen, riet ich ihr, dem Vater zu sagen, was sein Umgang bei ihr bewirkt. Als Kind war ihr das nicht möglich, als Erwachsene hingegen schon. Nach mehrmaligem Schreiben verschiedener Varianten dieser Szene berichtete Frau B. mit Erstaunen, dass sich ihr Vater in ihrer Vorstellung sogar bei ihr entschuldigte. Ihre Kritikempfindlichkeit nahm ab.

Der magische Dritte

Beim Heilschreiben können Sie zu einer konkret erinnerten Situation die Unterstützung einer weiteren Person hinzuziehen, den magischen Dritten. Ich nenne ihn »magisch«, weil er ja tatsächlich nie aufgetaucht ist. Auch dieser Dritte kann eine Kunstfigur sein, ein weiser Guru, eine Koryphäe in der Kindererziehung oder ein Familientherapeut. Natürlich können Sie auch selbst als Erwachsener mit dem Wissen, der Weisheit und dem Mitgefühl von heute dazukommen.

Frau F. hat Selbstzweifel

Die Feldenkrais-Lehrerin Frau F. meldete sich aufgrund massiver Selbstzweifel bei mir. Bei der Erforschung der Ursachen für ihre Selbstzweifel stießen wir auf die Tatsache, dass ihre Mutter sie als Kind immer lächerlich gemacht hat, weil sie nicht »mädchenhaft« gehen konnte. Nach Angabe von Frau F. stellte sich die Mutter unter »mädchenhaft« den Gang eines Topmodels vor. Die Abwertung begann schon in einem Alter, als Frau F. noch viel zu jung war, um sich Gedanken um ihre äußere Erscheinung zu machen.

Für das Heilschreiben schlug ich Frau F. vor, eine fiktive Situation der Herabwürdigung zu beschreiben und sich selbst als Feldenkrais-Lehrerin hinzuzunehmen. Sie sollte mit sich selbst als Kind so umgehen, wie sie es mit einem fremden Kind in der Situation tun würde. Und so begann Frau F. vor den vorgestellten Augen der Mutter als Kind auf und ab zu laufen. Sie half sich selbst dabei, ihren Körper zu spüren, sich in ihn hineinzuspüren und die Neugier auf den Bewegungsablauf zu lenken statt auf die Erwartung der Mutter. Sie begann sich wohler und wohler zu fühlen, die Selbstzweifel traten in den Hintergrund.

Hilfe für die Eltern

Manchmal steckt man so fest in der Vorstellung, Verständnis für die Eltern aufbringen zu müssen, dass man sich selbst darüber völlig vergisst. Sie spüren Ihre Bedürfnisse nicht mehr, Sie empfinden Ihren Schmerz nicht mehr, Sie nehmen Ihre Gefühle nicht mehr wahr. Probieren Sie beim Heilschreiben doch mal Folgendes aus:

1. Beschreiben Sie Ihr Thema so konkret wie möglich und nehmen Sie wahr, wie Sie sich gerade fühlen. Machen Sie eine Momentaufnahme Ihres aktuellen Gemütszustandes.
2. Rufen Sie sich ein Bild Ihrer Mutter in Erinnerung, am besten eine Ganzkörperaufnahme, sodass Sie auch die Körperhaltung sehen können.
3. Stellen Sie Ihrer Mutter nun ihre Eltern an die Seite, und zwar nicht die tatsächlichen, sondern eine ideale Version davon, mit allen liebevollen mitfühlenden Eigenschaften, mit einem freundlichen Lächeln, mit aller Hilfsbereitschaft, ganz unabhängig davon, ob und wie Sie diese, Ihre Großeltern, kennengelernt haben.
4. Stellen Sie sich nun weiter vor, wie Ihre Mutter von diesen Eltern all das bekommt, was sie braucht: Aufmerksamkeit, Interesse, Mitgefühl, Freude, Liebe, Halt, Aufgehobensein…
5. Wie kommt das bei Ihrer Mutter an? Wie verändert sie sich? Was passiert in ihrem Gesicht? Wie reagiert ihr Körper darauf? Was glauben Sie, wie Ihre Mutter sich nun fühlt? Malen Sie sich das so genau wie möglich aus.
6. Achten Sie nun auf die Veränderungen in Ihrem eigenen Erleben. Was tut sich in Ihnen? Lenken Sie die Aufmerksamkeit auf Ihre Herzgegend? Wie fühlt sich Ihr Kiefer an? Was tut sich in Ihrem Nacken, Ihrem Bauch, Ihrem Beckenboden?
7. Reflektieren Sie die Veränderungen und notieren Sie sie.

Frau B. und die Last von zu viel Verantwortung

Frau B. ist Krankenschwester. Sie hat ein behindertes Kind und kümmert sich um ihre Mutter. Ich schlage ihr das eben genannte Schema vor. Sie fühlt, dass eine unglaubliche Last von ihren Schultern genommen wird, als hätte sie zuvor Steine getragen. Ihr wird klar, dass sie sich schon immer für ihre Mutter verantwortlich gefühlt hat. Die Mutter war Scheidungskind gewesen und hatte ihre eigene Mutter früh an Krebs verloren.

In der Vorstellung, dass sich jemand um ihre Mutter kümmert, konnte sie die Verantwortung für ihre Mutter immer mehr loslassen und stattdessen sich ihrem eigenen Leben zuwenden.

Den Rahmen erweitern

Sobald Sie Geschmack am Heilschreiben gefunden haben, können Sie mit den Rahmenbedingungen spielen. Schreiben Sie an unterschiedlichen Orten, in Cafés, in Kirchen, in der Natur. Stellen Sie sich den Wecker, um die Magie des Sonnenaufgangs zu nutzen. Wenn Sie bislang nur mit der Hand geschrieben haben, nutzen Sie einen Computer. Hören Sie nebenbei Musik, sanfte, entspannende, klassische Musik, Ihre Lieblingsmusik oder Songs, die zu der Zeit passen, über die Sie gerade schreiben. Kehren Sie an die prägenden Orte Ihrer Kindheit zurück und schreiben Sie dort. Laden Sie Ihre beste Freundin ein, um das Heilschreiben gemeinsam zu praktizieren, und tauschen Sie sich im Anschluss über die Erfahrung aus – aber nicht über die Texte!

Den Rahmen zu erweitern dient nicht nur dazu, neue Erfahrungen zu sammeln, sondern auch dazu, flexibler zu werden, unabhängiger von bestimmten Umständen, sodass Sie das Heilschreiben später überall praktizieren können: auf Reisen, im Wartezimmer des Zahnarzts, in Augenblicken tiefer Entspannung, aber auch im höchsten Erregungszustand.

Ablauf und Gestaltung des Heilschreibens

Die Vorbereitung

Zu welcher Tageszeit können Sie sich das Heilschreiben am besten einrichten? Um herauszufinden, welches Potenzial in dieser Form der Selbsterforschung steckt, empfehle ich Ihnen eine Routine: morgens einfach eine halbe Stunde früher aufstehen und schreiben, solange Ihre Umgebung noch schläft. Falls Sie kleine Kinder haben, ist es vielleicht besser, »Ihre« Zeit auf den Abend zu legen, nachdem die Kleinen im Bett sind. Es kommt dabei weniger darauf an, dass Sie immer minutengenau zur selben Zeit schreiben, sondern darauf, einen Rhythmus zu entwickeln, der in Ihr Leben passt und der es Ihnen leicht macht, das Heilschreiben in den Alltag zu integrieren.

Das Heilschreiben zelebrieren

»What fires together wires together«, lautet eine Art Gesetz aus der Hirnforschung: Je häufiger zwei Neuronen gleichzeitig aktiviert werden, desto bevorzugter werden sie aufeinander reagieren. Die sogenannte hebbsche Lernregel wurde im Jahre 1949 von Donald Olding Hebb formuliert und seither in mehreren Studien bestätigt. Auf das Heilschreiben bezogen bedeutet das: Zelebrieren Sie es, dann werden Sie es mit wachsendem Vergnügen tun. Betrachten Sie es als Zeit für sich. Kochen Sie sich davor Ihren Lieblingstee, wählen Sie einen schönen Platz für das Schreiben, zünden Sie eine Kerze und/oder Duftlampe an. So wird die Selbsterforschung zu einem angenehmen Ritual, anstatt zu einer »Aufgabe«, die es zu erledigen gilt.

Der tägliche Ablauf

- Schalten Sie Störquellen aus, die Ihr Heilschreiben unterbrechen könnten: Handy, Telefon, Mailprogramme, soziale Netzwerke. Gehen Sie am besten offline.
- Richten Sie sich einen besonderen Platz zum Schreiben ein, an dem Sie es richtig bequem haben. Sie sollten sich dort sicher und geborgen fühlen.
- Gehen Sie bewusst durch eine Tür oder über eine Schwelle, um Ihrem Unterbewusstsein zu signalisieren, dass Sie bereit sind, innerlich einen neuen Raum zu betreten.
- Schlagen Sie einen Gong oder eine Klangschale an, um Ihrem Unterbewusstsein den Beginn des Heilschreibens zu vermitteln.
- Vielleicht legen Sie einen Talisman oder ein Maskottchen auf den Schreibtisch, den Sie nur für das Heilschreiben nutzen.
- Aktivieren Sie Ihre Ressourcen, wie im folgenden Kasten beschrieben.
- Stimmen Sie sich wenige Minuten lang ein, indem Sie Kontakt mit sich aufnehmen. Im Abschnitt »Einstimmungen auf das Heilschreiben« (S. 94 ff.) habe ich mehrere Möglichkeiten dazu vorgestellt.
- Notieren Sie sich in Stichpunkten, wie es Ihnen in diesem Augenblick geht. Zum Beispiel: »Entspannt, wohlig, ruhe in mir«, »Genervt, keine Lust, lieber in der Sonne sitzen und rauchen« oder »Herzklopfen, Nacken steif, aufgeregt«.
- Beschriften Sie an jedem ersten Tag einer Selbsterforschung das leere Blatt oder Dokument mit dem jeweiligen Thema. Zum Beispiel: »Was habe ich gefühlt, als mir meine Eltern offenbart haben, dass sie sich scheiden lassen?«
- Notieren Sie nun die Startzeit.
- Schreiben Sie 15 Minuten lang, indem Sie mit Ihrer Aufmerksam-

keit immer zu mindestens 50 Prozent bei den Signalen sind, die Ihnen Ihr Körper schickt.

Tipp: Halten Sie immer ein weiteres Blatt für Notizen bereit, falls während des Schreibens wichtige Gedanken auftauchen, die Sie festhalten wollen. Manchmal werden Erledigungen sehr wichtig, wollen Einkaufslisten und Ähnliches erstellt werden. Einfach auf dem zweiten Blatt notieren und dann wieder aufs Heilschreiben konzentrieren.

Ressourcen wecken

Wenn Sie sich ein schwieriges Thema vornehmen, ist es gut, sich vorher der eigenen bereits vorhandenen Kräfte und Kapazitäten gewahr zu werden. Gewahr werden heißt, sich nicht nur zu erinnern, sondern auch in das Erleben dieser Ressourcen einzutauchen und sich davon erfüllen zu lassen.

- Erinnern Sie sich an Menschen, in deren Gegenwart Sie sich wohl und aufgehoben gefühlt haben. Fehlt so eine Vertrauensperson im aktuellen Leben, denken Sie an Personen in Ihrer Kindheit: Oma und Opa, Lehrer, die Kindergärtnerin, der Nachbar, die Bäckersfrau.
- Erinnern Sie sich an Ihren Lieblingsort, an dem Sie sich aufgehoben und sicher gefühlt haben.
- Gibt es einen spirituellen Lehrer, eine Gottheit, eine Kraft, in die Sie viel Vertrauen setzen?
- Haben oder hatten Sie ein Haustier, das Ihnen wirklich etwas bedeutet?
- Selbst Kuscheltiere können als Ressource dienen.
- Benennen Sie mindestens eine eigene Stärke, die Ihnen immer wieder aus der Patsche geholfen hat.

Erinnern Sie sich jeweils an ein Ereignis, das richtig gute Gefühle in Ihnen geweckt hat, und fühlen Sie dem im Heute nach. Lassen Sie sich davon durchfluten und notieren Sie alles, was sich in Ihrem aktuellen Erleben verändert. Diese Übung können Sie nicht nur vor dem Heilschreiben anwenden, sondern immer, wenn Ihnen danach ist. Dadurch wird in Ihrem Organismus das »Bindungshormon« Oxytocin freigesetzt, das Sie in einen angenehmen und starken Glückszustand versetzt.

Der Schreibprozess

Sie werden bemerken, dass Ihre Aufmerksamkeit nach und nach ganz von selbst immer mehr dem folgen wird, was Sie weiterbringt. Damit es Ihnen gelingt, mit dieser von Neugier geleiteten Leichtigkeit in Kontakt zu bleiben, richte ich hier den Fokus auf einige Aspekte, die Ihnen dabei helfen können.

Wenden Sie sich sich selbst zu: Das Trauma besteht unter anderem deswegen fort, weil Sie sich davon abgewendet haben. Anteile von Ihnen, meist kindliche, haben immer noch Angst, sich damit zu konfrontieren. So eitert die Wunde unter dem großen Pflaster der Vermeidung vor sich hin. Sie reden sich ein, dass die Folgen leichter zu tragen sind, als sich dem eigentlichen Schmerz zu stellen. Der Preis dafür ist hoch.

Erkennen Sie Ihre Abwehrstrategien: Sich dem Schmerz zu stellen ist natürlich nicht einfach. Deshalb rate ich Ihnen als ersten Schritt, Ihre Abwehrstrategien zu erkennen und zu benennen. Wenn Sie beim Heilschreiben merken, dass Sie sich von sich abwenden, schreiben Sie genau das auf. Wenn Ihnen auffällt, dass im Hintergrund ein Schmerz lauert, vor dem Sie Angst haben, schreiben Sie das genauso auf. Und wenn Sie das Heilschreiben insgesamt vermeiden wollen, schreiben Sie auch das auf.

Frieren Sie bedrohliche Szenen ein: Falls Ihnen eine Situation zu nahe rückt, können Sie die beängstigende Erinnerung »einfrieren«. Holen Sie dieses Bild dann ähnlich wie eine Fotografie langsam näher heran, halten Sie es auf Abstand, schieben Sie es von sich. Nehmen Sie wahr, dass Sie die Kontrolle darüber haben, wie nah Sie das Bild an sich herankommen lassen. Sie bemerken das sehr deutlich, wenn Sie auf Ihren sich ändernden Atem achten. Alternativ können Sie sich vorstellen, dass diese Szene auf einem Bildschirm läuft und Sie die Fernbedienung in der Hand halten, mit der Sie »den Film« nach Bedarf vor- und zurückspulen können. Hier eignet sich übrigens auch gut das Werkzeug »Persönlichkeitsanteile in den Fokus nehmen« (S. 100f.).

Bleiben Sie am Thema: Es ist gut, am Thema zu bleiben. Körperliche Empfindungen oder Bilder können einen manchmal weit abschweifen lassen. Zumindest erscheint es so. Wenn Sie sonst wo gelandet sind, hilft die Frage weiter: »Und was hat das mit meinem aktuellen Thema zu tun?« Sehr bald werden Sie feststellen, dass alles, was im Rahmen des Heilschreibens auftaucht, weiterführt, selbst wenn es im ersten Moment so wirkt, als würde es vom eigentlichen Thema ablenken.

Gehen Sie in die Tiefe: Das bloße Dokumentieren des Ereignisses bringt weit weniger Erleichterung, als wenn Sie wirklich in die Tiefe gehen und sich den Empfindungen, Gefühlen, Impulsen und vor allem den unterdrückten Reaktionen stellen. Mit »stellen« meine ich ganz besonders das Benennen der Gefühle. Fühlen Sie sich »komisch«, ist es sinnvoll, dieses »komisch« zu erforschen. Es könnte Angst dahinterstecken, Trauer, Wut, Übelkeit, Ekel. Was ist es genau? Mit wem steht das in Zusammenhang? Warum? Was will dieses Gefühl oder diese Empfindung kommunizieren? Sobald Sie diese Fragen beantworten, verliert das »komisch« seine Macht.

Stellen Sie Zusammenhänge her: Jede unverarbeitete Erfahrung zieht eine Reihe von Konsequenzen nach sich. Geben Sie sich also nicht damit zufrieden, jede einzelne für sich isoliert zu betrachten. Was ist davor passiert? Was danach? Was hat sie ermöglicht? Was hätte sie verhindert? Und welche Auswirkung hat diese Erfahrung auf Ihr heutiges Erleben? Wie hat es sich auf Ihren Beruf ausgewirkt? Welchen Einfluss hat es darauf, wie Sie heute Beziehungen gestalten?

Bleiben Sie im Hier und Jetzt: Verlieren Sie sich nicht in kognitiv erarbeiteten Zusammenhängen in der Art: Ich bin so, weil… Betrachten Sie das Thema immer wieder neu, als wäre es das jeweils erste Mal. Geben Sie sich nicht mit den Erklärungen von Therapeuten oder Lehrbüchern zufrieden. Stellen Sie auch meine Aussagen auf den Prüfstand Ihrer Seele: Stimmt das für mich? Ist das meine Wahrheit?

Finden Sie Ihre eigene Stimme: Stellen Sie an Ihre Texte hohe Ansprüche? Wollen Sie schreiben wie Buddha, zitieren Sie Einstein oder projizieren Sie die Einsichten von Sigmund Freud in Ihr Leben? Ihre Gefühle offen und ehrlich in Ihrer Sprache auszudrücken – das wird Sie schneller voranbringen.

Behalten Sie Ihre Empfindungen im Auge: Richten Sie Ihren forschenden Beobachter auf die Veränderungen in Ihrem Innenraum und erlauben Sie ihm, seine Neugier zu entfalten. Ich weiß, dass sich viele Leser anfangs damit schwertun, aber ich verspreche Ihnen, dass es zunehmend einfacher wird. Damit Ihnen das leichter fällt, habe ich das alles noch einmal im nachfolgenden Kasten zusammengefasst.

Bleiben Sie ruhig: Sie können sich nur erforschen und Transformation erzielen, wenn Sie bei sich bleiben und alles Auftauchende in sich halten können. Falls Sie merken, dass Sie das Heilschreiben zu sehr erregt, wird sich Ihr Bewusstseinsfeld einschränken. Das bedeutet, dass etwas in Ihnen bedrohliche Reize erwartet. Sie nehmen dann nur noch wahr, was diesen Erwartungen entspricht. Sollten Sie also bemerken, dass Sie Ihren Toleranzbereich verlassen, also einen entspannten Zustand, wenden Sie eine der Übungen aus dem Kapitel »Erste Hilfe bei körperlichen Reaktionen« (S. 136 ff.) an.

Dinge, die Sie beim Heilschreiben beachten sollten

Denken Sie daran: Beim Heilschreiben nur wahrnehmen und erforschen, nichts ändern! Das gilt für:

- Atem
- Bedeutung
- Bilder
- Erinnerungen
- Erregungsniveau
- Fantasien
- Gefühle
- Gesichtsausdruck und Körperhaltung (ja, auch der Gesichtsausdruck lässt sich von innen heraus wahrnehmen, ohne in den Spiegel zu schauen. Achten Sie gleich mal darauf! Das Gleiche gilt für die Körperhaltung.)
- Kontakt zu Boden oder Stuhl
- Kontakt zum Körper
- Schwindel, Kalt-/Warm-Empfinden
- Sinne: Hören, Geschmack, Sehen
- Spannungszustand Ihrer Muskulatur

Fragen, die Sie sich zwischendurch stellen können:

- Bewerte ich meine Gefühle?
- Was lehne ich bei mir ab?
- Übertreibe ich?

Benennen Sie alles und schreiben Sie es auf.

PS: Bei sich zu bleiben ist kein Leistungssport. Gerade wenn man sich mit aufregenden Themen befasst, ist es ganz normal, dass man den Kontakt zu sich verliert. Halten Sie sich nicht mit Selbstvorwürfen oder Verurteilungen auf, nehmen Sie den Faden einfach wieder auf und schreiben Sie weiter.

Herausforderungen auf dem Weg

Wenn Sie anfangen zu meditieren, werden Sie wahrscheinlich oft an alles denken, was noch zu erledigen ist. Wenn Sie mit Yoga beginnen, werden Sie vermutlich anfangs nicht wissen, wie man welche Gliedmaßen verdrehen muss, um in komplexere Positionen zu gelangen. Wie alles, was man zum ersten Mal macht, ist auch das Heilschreiben eine Methode, die mit der Erfahrung leichter und leichter geht.

Im Folgenden stelle ich Ihnen eine Reihe von Hürden vor, die mir in meiner Praxis immer wieder begegnen. Sobald Sie auftauchen, wissen Sie: Ah, ich befinde mich auf der Zielgeraden!

»Ich kann ja noch nicht mal einen Brief schreiben!« Beim Heilschreiben geht es nicht um Grammatik oder Rechtschreibung. Sie müssen niemanden beeindrucken. Es reichen auch Stichpunkte. Wenn Schreiben eine zu große Hemmschwelle bedeutet, sprechen Sie Ihre

Erfahrungen einfach in ein Diktiergerät. Jedes Smartphone ist mit solch einer Funktion ausgestattet.

»Bei mir funktioniert das nicht!« Machen Sie das zu Ihrem nächsten Thema: Was löst das in mir aus, wenn ich den Satz in mir finde: »Bei mir funktioniert das nicht!«? Kenne ich diesen Satz irgendwoher? Falls ja, woher? Wer hat ihn gesagt? Welche Absicht war damit verbunden? Oder aber hinterfragen Sie diese Überzeugung: Woran erkenne ich, dass das Heilschreiben bei mir nicht funktioniert? Woran würde ich erkennen, dass es doch etwas bringt? Was sind meine Erwartungen?

»Ich kann zwar schreiben, aber meinen Körper spüre ich nicht!« Damit sind Sie nicht allein. Wie Sie im Kapitel »Psychotrauma« bereits gelesen haben, ist das Sich-nicht-Spüren eine Strategie, um die Informationen, die im Körper gespeichert sind, nicht wahrnehmen zu müssen. Aber: Wenn Sie sich nicht spüren, zeigt das, dass es bereits ein Wissen in Ihnen gibt, wie sich Sich-Spüren anfühlen würde. Daher: Machen Sie das Sich-nicht-Spüren zum Thema. Woran merken Sie, dass Sie nichts spüren? Wie ist es, dieses »nicht« zu spüren? Wie genau fühlt sich das an? Alternativ können Sie erforschen: Was würde ich spüren, wenn ich meinen Körper spüren würde? Oder: Was wäre das Schlimmste, das ich spüren könnte?

»Ich springe von einem Thema zum anderen!« Nicht ungewöhnlich. Immerhin nehmen Sie wahr, dass Ihre Gedanken springen. Da gibt es also bereits eine Instanz in Ihnen, die nicht mit dem Springen identifiziert ist. Gehen Sie mit ihr in Kontakt und erforschen Sie das Springen von dort aus. Wie ist es wahrzunehmen, dass Sie springen?

»Obwohl ich es mir fest vornehme, schaffe ich es nie, mehrere Tage hintereinander zu schreiben!« Natürlich hält der Alltag Ablenkungen bereit. Viele Menschen sitzen acht bis zehn Stunden in einem

Büro oder verrichten körperliche Tätigkeiten. Es muss eingekauft, gekocht, die Wohnung sauber gehalten werden, man will Zeit mit den Kindern oder Freunden verbringen, und es wäre schön, wenn auch noch fünf Minuten übrig blieben, dem Partner in die Augen zu schauen, bevor man müde ins Bett fällt. Viele halten so ein fremdgesteuertes Leben für selbstverständlich. Aber wo bleibt man selbst dabei?

Der einfachste Weg, das herauszufinden, funktioniert mithilfe dieser Frage: Warum finde ich keine Zeit, mich mit mir selbst zu beschäftigen? Welche Gefühle löst das in mir aus, wenn ich merke, dass ich mir keine Zeit für mich nehme? Kenne ich dieses »Keine-Zeit-für-mich« irgendwoher? Mit welchen Gefühlen geht es einher, darüber zu schreiben?

Immer wenn ich schreibe, werde ich so müde, dass ich mit meinen Gedanken nicht zu Ende komme! Nun, vielleicht schreiben Sie wirklich erst so spät, dass es eigentlich Zeit ist, ins Bett zu gehen. Vielleicht packen Sie sich Ihren Tag zu voll. Vielleicht ist es auch Ihre Strategie, sich mit dem vorgenommenen Thema nicht auseinandersetzen zu müssen. Erforschen Sie diese Müdigkeit: Warum macht es mich müde, mich mit mir selbst zu beschäftigen? Achten Sie dabei auf Ihre Empfindungen.

Mir fällt schon am zweiten Tag nichts Neues mehr ein! Wenn Sie am zweiten Tag schon merken, dass Ihnen das Thema langweilig wird, dass Sie keine neuen Aspekte mehr entdecken oder aber glauben, es sei erschöpfend erforscht, bleiben Sie trotzdem dran. Wie bei einer Zwiebel werden Sie Schicht um Schicht in Ihrem Unterbewusstsein tiefer gelangen und immer mehr entdecken. Ein »Nichts« gibt es nicht. Selbst das Nichts lässt sich erforschen: Wie nehme ich es wahr? Wo in meinem Körper? Anhand welcher Empfindungen? Welche Farbe hat es? Wo endet es? Was ist drum herum?

»Ich kann nicht aufhören, über ein Thema zu schreiben!« Kaum ein Thema ist nach wenigen Tagen wirklich erschöpft. Alles lässt sich immer weiter und immer tiefer erforschen. Dennoch macht es Sinn, nach ein paar Tagen eine Pause einzulegen. Menschen neigen dazu, sich in den Problemen und Mängeln zu verlieren. Forschen Sie stattdessen an einem anderen Thema weiter und wenden Sie sich mit etwas Abstand dem aktuellen später erneut zu.

»Mehrere Tage hintereinander ist mir zu intensiv!« Manche Menschen wühlt das Heilschreiben auf. Das ist das Ziel: Raus aus der Komfortzone! Aber natürlich sollten Sie Ihren Sicherheitsbereich nicht so weit verlassen, dass Ihr Alltag davon beeinträchtigt wird. Bemerken Sie Unruhe, schlafen Sie schlechter oder nimmt Ihre Gereiztheit zu, legen Sie Pausen ein oder forschen Sie an Themen, die weniger aufregend sind.

»Andere machen 15 Jahre lang Psychoanalyse. Und Sie wollen mir weismachen, dass ich meine Probleme allein verstehen könnte?« Sie haben mit Ihrem inneren Kritiker Bekanntschaft gemacht. Jeder von uns hat so einen. Es sind Stimmen aus Ihrer Vergangenheit. Und weil Sie diese Botschaften früh vernommen haben, halten Sie sie für Ihre eigenen Überzeugungen. Machen Sie auch diese Zweifel zum Fokus Ihres nächsten Heilschreibens: Warum vertraue ich meinen eigenen Empfindungen nicht? Warum lasse ich mich von anderen infrage stellen? Was erhoffe ich mir dadurch, dass ich anderen Menschen mehr vertraue als mir selbst? Wieso brauche ich jemanden im Außen, der mir sagt, was mit mir los ist?

»Ich schreibe und schreibe und lande immer wieder am selben Punkt!« Klasse, Sie haben ein Muster in sich entdeckt! Diese Teufelskreise zu identifizieren ist der wesentliche Schritt, bevor man sich von ihnen verabschieden kann. Machen Sie das Muster zum Thema Ihrer nächsten Heilschreibsequenz: Was hält das Muster aufrecht?

Was habe ich noch nicht verstanden? In diesem Zusammenhang ist es besonders wichtig, auf die Empfindungen Ihres Körpers zu achten, damit Sie neue Informationen entdecken können, die Sie wiederum zu neuen Erkenntnissen führen werden.

»Warum habe ich beim Heilschreiben das Gefühl, dass ich etwas falsch mache?« Ja, spannende Frage. Ganz objektiv gesprochen kann man beim Heilschreiben eigentlich nichts falsch machen. Sie gehen in Kontakt mit sich und schreiben drauflos. Was rauskommt, kommt raus. Was nicht rauskommt, kommt nicht raus. Subjektiv kann das Schreiben an sich jedoch schon einiges ans Tageslicht befördern: mangelndes Selbstvertrauen, Unsicherheit, Ängste … Ja, und eben das Gefühl, etwas falsch zu machen. Auch hier lohnt sich die Frage: Ist das eher ein Gedanke oder ein Gefühl? Kenne ich das von früher? Falls ja, woher? Gefühle finden in sozialen Verbindungen statt. In Gegenwart welcher Person hatte ich das Gefühl, etwas falsch zu machen? Warum? Und: Ist das heute noch relevant, obwohl ich nur für mich schreibe und niemand meinen Text zu lesen bekommt?

»Ich kann meine Gefühle nicht benennen!« Viele Menschen können Wut von Trauer nicht unterscheiden. Machen Sie sich darüber keine Gedanken. Es ist ohnehin besser, wenn Sie sich auf Ihr Hören, Sehen und Fühlen konzentrieren und das genau beschreiben, anstatt nur schnell ein Label draufzukleben. Bleiben Sie bei ganz einfachen Adjektiven: Ist die Erfahrung dunkel oder hell, dicht oder flockig, rund oder eckig?

»Sobald ich mich auf ein Thema konzentriere, werde ich so unruhig, dass ich abbrechen muss!« Erst mal ist es gut wahrzunehmen, dass Sie abbrechen können. Nehmen Sie sich einen Augenblick Zeit, damit das bei Ihnen ankommen kann. Sobald Sie wieder ruhig sind, wählen Sie einen Gegenstand als Stellvertreter für Ihr Unruhegefühl, zum Beispiel ein Kissen. Schieben Sie es ein paar Zentimeter von

sich weg, um zu spüren, dass Sie sich davon distanzieren können. Schauen Sie dann hin. Nur schauen, nicht mehr. Wie beeinflusst das Ihre Unruhe? Ziehen Sie das Kissen wieder einen Millimeter näher zu sich heran. Vermutlich wird die Erregung steigen. Versuchen Sie diese in sich zu halten. Spielen Sie damit, schieben Sie das »Unruhe-Kissen« achtsam hin und her, bis es Ihnen möglich ist, die Unruhe in sich wahrzunehmen, ohne abbrechen zu müssen.

»Es ist so hart, alldem zu begegnen!« Stimmt. Aber vergessen Sie nicht: Der Schmerz, sich mit der Wahrheit zu konfrontieren, ist sehr viel geringer als die Folgen, wenn Sie ihn ignorieren.

»Mich verwirrt das alles, ich weiß nicht, was richtig ist!« Wenn Sie sich mit sich selbst beschäftigen, erwarten Sie, dass Sie immer klarer werden. Dabei gehört es zur Klarheit dazu, durch Zustände der Verwirrung zu gehen. Verwirrt zu werden ist sogar ein Zeichen dafür, dass man auf dem richtigen Weg ist. Man hält nicht mehr an den alten »Klarheiten« fest, die Verwirrung ist ein Zustand, aus dem heraus etwas Neues entstehen kann. Verwirrung ist schwer auszuhalten, denn sie wird oft von Gefühlen der Unsicherheit begleitet. Aber genau in diesem Moment gilt es weiterzumachen. Schreiben Sie! Schreiben Sie weiter, und anstatt nach Klarheit zu suchen, beschreiben Sie Ihre aktuelle Erfahrung der Verwirrung, auch wenn sie unangenehm ist.

»Ich wiederhole ständig dieselben Themen. Ich komme einfach nicht raus!« Sie befinden sich in einem jener scheinbar luftdicht abgeschlossenen Teufelskreise, die alle Menschen zuhauf in sich finden. Die gute Nachricht: Sie sind schon ganz nah an der Lösung. Sie müssen nur die Blickrichtung ändern. Erforschen Sie die Gefühle, die Frustration, Ihre Wut, das Bedürfnis aufzugeben, alles, was mit dazugehört.

»Ich erlebe Gefühle von Leere und Sinnlosigkeit. Wie gehe ich damit um?« Nicht selten landen Sie durch Selbsterforschung bei Gefühlen von Leere, Sinnlosigkeit, bei Einsamkeit oder Trauer. Gefühle, die keiner so recht haben will. Bei denen gern der Impuls entsteht, sie durch Handlungen zu vermeiden, sie sich schönzureden oder »Lösungen« dafür zu finden. Dabei kann genau das eine weitere Vermeidungsstrategie sein. Versuchen Sie doch stattdessen einfach mal bei diesen Gefühlen zu bleiben. Beschreiben Sie diese Leere. Welche Qualität hat sie? Was passiert, wenn Sie ihr Raum geben?

»Immer wenn ich mich zum Schreiben hinsetze, fällt mir nichts ein. Ich glaube, ich habe eine Schreibblockade.« Es muss Ihnen nichts einfallen. Genau genommen soll Ihnen gar nichts einfallen. Sie sollen nur aufschreiben, was ist. Beginnen Sie damit, wie Sie es erleben, jetzt am Tisch zu sitzen und zu schreiben. Was nehmen Sie wo in Ihrem Körper wahr? Setzen Sie das in Bezug zu dem Thema, über das Sie schreiben wollen. Und was passiert dann?

Fragen nach dem Schreibprozess

Nehmen Sie sich nach jeder Schreibsequenz etwas Zeit, um den folgenden Fragen nachzuspüren. Am besten kopieren Sie diesen Text oder notieren Sie unter Ihrem Schriftstück neben der Nummer der Frage die für Sie stimmige Zahl auf der Skala.

Datum:
Thema:
Blattnummer:

Auf einer Skala von 0 (gar nicht) bis 10 (sehr):

1. Wie sehr hat mich das Schreiben heute berührt?
   0 1 2 3 4 5 6 7 8 9 10

2. Wie sehr habe ich meine Gefühle zugelassen?
   0 1 2 3 4 5 6 7 8 9 10

3. Wie viel Zugang hatte ich zu meinen Empfindungen?
   0 1 2 3 4 5 6 7 8 9 10

4. Wie wirksam habe ich mich erlebt?
   0 1 2 3 4 5 6 7 8 9 10

5. Wie sehr bin ich mit meinen Ressourcen in Kontakt gekommen?
   0 1 2 3 4 5 6 7 8 9 10

Zusätzlich können Sie die folgenden Fragen in Stichpunkten beantworten. Wenn Sie mit dem Heilschreiben anfangen, empfehle ich sehr viel Reflexion. Später können Sie mehr und mehr darauf verzichten.

1. Wie war es heute für mich zu schreiben?
2. Was hat sich an meinem Verständnis über mich verändert?
3. Was hat mich am meisten überrascht?

Werden Ihnen im Laufe des Heilschreibens andere Fragen wichtiger, orientieren Sie sich daran. Wesentlich ist, dass Sie das Schreiben reflektieren, damit die Erkenntnisse eine Etage tiefer sacken können.

Die Nachlese

Wenn ich später aus irgendeinem Grund auf Geschriebenes zurückgriff, war ich oft erstaunt, dass mir Zusammenhänge häufig schon Monate zuvor klar geworden waren, ich das aber schlichtweg vergessen hatte. So begann ich meine Texte in regelmäßigen Abständen zu lesen. Irgendwann wurde es zu einem Ritual, immer am Ende der Woche Rückschau zu halten. Dadurch wurde mein Verständnis über mich immer größer. Ich verstand besser, wie ich fühlte, wie ich dachte, welche Automatismen sich in mir abspielten. Und ich entdeckte die Öffnungen dazwischen, die Momente, in denen ich die Rädchen anhalten und zwischen ihnen hindurchschauen konnte, um den Menschen zu entdecken, der ich hinter all den Vorstellungen war, die ich von mir hatte. Seither lade ich alle Schreibenden dazu ein, eine Nachlese abzuhalten.

Sich einstimmen
Stimmen Sie sich auch für die Nachlese mit einer der beschriebenen Methoden ein.

Die Texte durchlesen
Lesen Sie dann Ihre Texte durch, während Sie gleichzeitig mit Ihren Empfindungen in Kontakt bleiben. Sie müssen keineswegs jedes Wort noch einmal anschauen und hinterfragen. Sie werden merken, dass Ihnen die wesentlichen Aspekte bald ins Auge springen. Manchmal ist es sogar besser, querzulesen. Schlüsselworte werden sich geradezu aufdrängen.

Unterstreichen Sie Schlüsselworte
Schlüsselworte können Sie unterstreichen oder mit einem Textmarker farbig markieren, sodass sie später auf einen Blick erfassbar sind. Ich blättere manchmal Jahre zurück, und es ist dann sehr spannend zu entdecken, was mir damals wichtig erschien.

Hinterfragen Sie Ihre Texte

Wenn Sie diese Texte nun so lesen, als wären Sie nicht von Ihnen geschrieben: Welchen Eindruck hinterlassen sie bei Ihnen? Wer erforscht sich da, wer beantwortet die Fragen? In welcher Welt lebt dieser Mensch? Fühlt er sich darin sicher? Ist es eine traurige Welt? Ist sie leer? Gibt es liebevolle Menschen darin? Ist in ihr Vertrauen möglich? Wenn Sie seine Welt in einem Satz zusammenfassten, wie würde dieser Satz lauten?

Und was denkt der Autor über sich? Ist er ein unschuldiger Geist? Verspielt? Verbittert? Voller Sehnsucht nach Kontakt? Aggressiv? Verschanzt er sich? Wenn Sie eine Aussage über ihn treffen müssten, wie würde sie lauten? Weitere Fragen, die hilfreich sein könnten:

- Welche Themen wiederholen sich in den Texten?
- Welche Gefühle und Gedanken wiederholen sich?
- Wie geht der Autor mit Gefühlen um (offen, unterdrückt sie, verwechselt Gefühle mit Gedanken, bewertet sie, nimmt sie nicht wahr ...)?
- Teilt der Autor seine Gefühle überhaupt mit?
- Wie ernst nimmt der Autor seine Erfahrungen?
- Was fehlt dem Autor? Was ist es, wonach er sich am meisten sehnt?
- Welche Worte oder Redewendungen nutzt der Autor häufig?

Nehmen Sie Veränderungen wahr

Wie geht es Ihnen jetzt, nachdem Sie all das wahrgenommen haben? Sind Sie noch in Kontakt mit Ihren Empfindungen? Falls ja, was melden Ihnen diese gerade? Welches Gefühl ist vorherrschend? Sind Sie erleichtert, traurig, wütend, erfreut? Und wie ist es, das wahrzunehmen? Falls Sie das alles gerade nur rein kognitiv zu verarbeiten suchen: Welche Gefühle sind damit verbunden? Wenn Sie sich einen Moment zurücksetzen und in sich hineinhorchen: In welcher Stimmungslage befinden Sie sich?

Was hat sich in dieser Woche durch das Heilschreiben verändert? Falls Ihre Antwort »Nichts« lautet, verweilen Sie bei diesem Nichts, wie bereits oben beschrieben.

Vorwürfe anderen gegenüber

Die Eltern dafür verantwortlich zu machen, wie das eigene Leben heute aussieht, mag ein wichtiger Zwischenschritt sein, aber es ist keine Lösung. Auch wenn sich der Groll gut anfühlen mag, er führt in eine Sackgasse. Solange Sie andere für Ihr Leben verantwortlich machen, nehmen Sie sich selbst die Macht, daran etwas zu verändern. Was nicht heißt, dass man alles entschuldigen sollte. Im Gegenteil. Machen Sie sich bewusst, wer wie mit Ihnen umgegangen ist, und ziehen Sie Ihre Konsequenzen daraus. Werden Sie dann aktiv und ändern Sie etwas.

Umgang mit Ärger und Groll

Manchmal kommt man beim Heilschreiben mit tiefem Ärger und Groll in Kontakt. In unserer Gesellschaft und vor allem in spirituellen Kreisen werden diese Gefühle als schädlich angesehen, manche Menschen fühlen sich sogar schlecht dafür. Beim Heilschreiben sind sie dagegen sehr willkommen. Ärger, Wut, Groll, Zorn und Hass eignen sich wunderbar für Transformation – solange Sie sie weder gegen andere noch gegen sich selbst ausagieren oder darin stecken bleiben.

Hilfreich ist es, diese Gefühle erst einmal in sich wahrzunehmen und zu akzeptieren. Im nächsten Schritt wäre es gut, wenn Sie den Fokus vom Gegenüber abziehen und mehr auf sich selbst richten. Wenn Sie diese Gefühle wahrnehmen, wie geht es Ihnen damit? Welche Empfindungen stellen sich ein? Wo, in welchen Bereichen Ihres Körpers? Und was will da geschehen? Vielleicht bringt Sie auch die Frage weiter, was hinter diesem Gefühl steckt? Oder genauer: Was soll es schützen? Achten Sie dabei auf Ihre Herzgegend. Mit welcher Art von Impuls ist es verbunden? Welche Botschaft sendet es an die Umwelt? Und wie ist es, wenn Sie jetzt diese Botschaft verstehen? Was macht das mit Ihnen? Geben Sie dem Raum und verweilen Sie darin. Auch dieses Verweilen hat Worte. Dokumentieren Sie das.

Ein Thema wiedergutmachen

Oft wird Eltern während des Heilschreibens klar, dass sie ihren eigenen Kindern gegenüber nicht liebevoll waren, dass sie ihnen gar Schaden zugefügt haben. Es ist wichtig, sich das einzugestehen und ganz zu sich zu nehmen. Bevor Sie darüber mit Ihren Kindern sprechen, erforschen Sie zuerst, mit welcher Intention Sie das tun. In dem Moment, in dem Sie erwarten oder gar verlangen, dass Ihnen Ihr Kind verzeiht oder Sie entschuldigt, fordern oder überfordern Sie Ihr Kind erneut. Vielleicht sind Ihre Schuldgefühle unnötig, weil Ihr Kind die Sache ganz anders erlebt hat. Vielleicht decken sich Ihre beider Wahrnehmungen, aber Ihr Kind ist kein bisschen bereit, Ihnen zu verzeihen. Die Erfahrung zeigt: Wenn Eltern sich der Ursachen Ihres Verhaltens bewusst werden, erleichtert das auch die Kinder, ganz unabhängig davon, ob hierzu eine direkte Kommunikation stattfindet oder nicht.

Das Positive integrieren

Die Grundeinstellung unseres Gehirns ist darauf ausgerichtet, dass etwas Negatives geschehen wird. Die Neurowissenschaft nennt das »negativity bias«. Rick Hanson und Richard Mendius (2010) vermitteln das mit dem Bild, dass das Gehirn ein Klettverschluss für Negatives sei, aber Teflon für Positives. Man geht davon aus, dass fünf positive Erfahrungen notwendig sind, um eine negative aufzuwiegen.

Falls sich während einer Schreibsequenz etwas Positives einstellt, nehmen Sie sich Zeit, dem nachzuspüren und das in sich zu verankern. Auf das Negative müssen Sie sich nicht konzentrieren. Sie können sicher sein, dass das automatisch hängen bleibt.

Neue Erfahrungen verankern

Beobachten Sie sich und beschreiben Sie Ihre neue Erfahrung im Moment des Erlebens möglichst genau. Finden Sie einen Satz für Ihren Gesamtzustand. Schreiben Sie ihn auf. Wie ist es, wenn Sie sich diesen Satz sagen hören? Was reagiert da in Ihnen? Was verändert sich? Beschreiben Sie das wiederum ganz genau. Und finden Sie dann auch dafür wieder einen Satz. Diesen Zyklus können Sie wieder und wieder durchlaufen, bis Sie »satt« sind.

Die Erfahrung in den Alltag umsetzen

Eine Zeit lang hatte ich bei jedem Schreiben das Gefühl, dass sich etwas in mir aufrichten möchte. Diese Energie in meinem Brustkorb hatte etwas von einem Farn, der sich entrollt. Ich habe mich dann auch außerhalb des Heilschreibens daran erinnert, zum Beispiel beim Einkaufen oder wenn ich mit anderen Menschen zusammensaß. Ich musste nur mental an diese Energie anknüpfen, und die Aufrichtung fand ganz von allein statt. Nach und nach wurde sie mir immer mehr zu einer Selbstverständlichkeit.

Erinnern Sie sich im Alltag an die neuen Erfahrungen, die Sie im Heilschreiben für sich entdeckt haben. Früher hat man sich für so etwas einen Knoten ins Taschentuch gemacht, heute löst man das eher mit Alarmsignalen in technischen Geräten. Helfen Sie sich mit einem Post-it, den Sie sich an den Bildschirm Ihres Computers heften, oder mit einer Murmel in der Hosentasche. Alles Mögliche kann dazu dienen, Ihnen die positiven Veränderungen immer wieder in den Sinn zu rufen, bis sie sich in Ihrem Alltag manifestiert haben.

Wenn Sie nun merken, dass es Ihnen schwerfällt, eine Erkenntnis, einen Impuls oder eine Bewegung, die während des Heilschreibens selbstverständlich scheint, in den Alltag zu übersetzen, schreiben Sie darüber:

Warum fällt es mir schwer, ... im Alltag zu spüren, was mir während des Heilschreibens so einfach erscheint?

Wie wirkt das Heilschreiben?

Heilschreiben fühlt sich nicht immer gut an. Und oft dauert es eine Weile, bis eine offensichtliche Veränderung einsetzt. Wie können Sie feststellen, ob Sie auf dem richtigen Weg sind?

Vielleicht beginnen Sie das Heilschreiben, weil Sie Probleme mit dem Partner haben, die Sie selbst nicht mehr lösen können, vielleicht quält Sie ein chronisches physisches Problem, oder Sie vermuten, dass mangelndes Selbstbewusstsein die Quelle Ihrer Not ist.

Durch das Heilschreiben entdecken die meisten Menschen, dass hinter dem, was sie für ihr Problem halten, ganz andere Themen verborgen liegen: sich auf dieser Welt nicht willkommen oder nicht angenommen zu fühlen; Bedürfnisse nicht zu spüren oder sie nicht ausdrücken zu können; das Gefühl, nicht man selbst sein zu dürfen, sondern die Erwartungen anderer befriedigen zu müssen; nicht einfach nur sein zu dürfen, sondern leisten zu müssen …

Beginnen Sie das Heilschreiben also wegen eines chronischen Spannungskopfschmerzes, kann es sein, dass sich an dem physischen »Symptom« erst mal lange nichts ändert. Aber vielleicht schlafen Sie ruhiger. Vielleicht haben Sie plötzlich mehr Freude an Begegnungen mit anderen. Oder Sie erleben sich entspannter im Alltag. Vielleicht nehmen Sie dann an, dass es am Wetter liegt, an Ihrem neuen Job, dem neuen Partner. Menschen sind viel zu komplexe Wesen, um eine erlebte Veränderung auf eine einzige Ursache zurückführen zu können.

Wenn Sie feststellen wollen, ob das Heilschreiben bei Ihnen wirkt, weiten Sie den Blick über das Problem hinaus, weswegen Sie damit angefangen haben. Inspizieren Sie Ihr gesamtes Leben. Was hat sich insgesamt verändert?

Achten Sie auf Veränderungen

Nehmen Sie sich alle paar Wochen Zeit, um auf Ihr Leben im Ganzen zu schauen und was sich darin getan hat. Achten Sie dabei auf Allgemeinsymptome:

- Wie gut kann ich einschlafen, durchschlafen, aufwachen?
- Wie steht es um meinen Appetit?
- Nehme ich mir Zeit für mich selbst?
- Kann ich meine Bedürfnisse ausdrücken?
- Kann ich den jeweiligen Situationen entsprechend gespannt und entspannt sein?
- Wie gut kann ich mit Nähe umgehen?
- Wie hat sich mein Sinn für Spiritualität entwickelt?
- Welchen Zugang habe ich zu meinem Körper?
- Mit wie viel Mitgefühl begegne ich mir selbst?
- Kann ich mich gut selbst beruhigen?
- Wie wohl fühle ich mich in Gruppen?
- Was hat sich an meiner Neugier verändert?
- Was hat sich an meiner Offenheit gegenüber Neuem getan?
- Wie erlebe ich mich in Freundschaften und Beziehungen?
- Kann ich mir helfen lassen?
- Wie leicht fällt es mir, Lob und Komplimente anzunehmen?
- Kann ich einen Sinn in meinem Leben finden?

Fragen Sie sich abschließend:
- Was habe ich dazu beigetragen, dass sich mein Leben und mein Erleben so verändert haben?

- Ist es mir möglich, mich als die Quelle dieser Veränderungen zu sehen?
- Wie wäre es, wenn ich all dies selbst bewirkt hätte?

Notieren Sie dann auch das, was Sie im Moment erleben.

Wann bin ich »fertig«?

Besonders wenn man tiefe Erkenntnis über sich gewonnen hat, kommt es einem manchmal so vor, als wäre nun alles entdeckt. Und wenn die ungeliebten Gefühle oder Erinnerungen beim nächsten Mal ihren hässlichen Kopf aus der Hölle recken, sind Sie vielleicht davon überzeugt, dass das Heilschreiben nichts bringt.

Die Erleuchtung, die mir 1982 im Erhard Seminars Training versprochen wurde, hat sich bis heute nicht eingestellt. Jedenfalls nicht dauerhaft. Aber das Leben ist seither immer ein bisschen einfacher geworden. Ich verurteile mich immer weniger. Ruhe und Gelassenheit sind zu treuen Begleitern geworden. Aber »fertig«? Fertig bin ich noch lange nicht. Und ich glaube, dass der Wunsch, so einen Zustand zu erreichen, eher begrenzt. Leben ist stete Veränderung. Wenn Sie wollen, können Sie sich stetig weiterentwickeln. Warum sollten Sie jemals damit aufhören? Bewahren Sie sich doch Ihre Neugier!

Erste Hilfe bei körperlichen Reaktionen

Manchmal löst das Heilschreiben Aufregung oder Erstarrung aus. Das ist kein Anlass, beunruhigt zu sein. In diesem Kapitel zeige ich Ihnen, wie Sie sich schnell selbst regulieren können. Vorweg drei Tatsachen, derer Sie sich bewusst sein sollten:

Diese Gefühle sind nicht neu: Es wird und kann nichts auftauchen, was Sie nicht schon einmal erlebt haben. Und auch damals sind Sie damit fertig geworden, sonst säßen Sie heute nicht an diesem Platz. So werden Sie auch wieder damit fertig werden, unabhängig davon, wie schlimm und aussichtslos sich Ihre Lage gerade anfühlt.

Sie kommen dem Ziel näher: Sie schreiben ja genau, damit das Unangenehme, das bisher immer nur unbewusst gewirkt und Ihr Erleben geprägt hat, endlich seinen Platz bekommt, gesehen und gefühlt wird. Kurz: Wenn Unangenehmes auftaucht, sind Sie Ihrem Ziel damit ein gehöriges Stück näher gekommen.

Sie haben mehr Möglichkeiten: Sie sind inzwischen älter geworden. Heute stehen Ihnen weit mehr Möglichkeiten zur Verfügung als damals. Ihr erwachsenes Nervensystem kann mit Gefühlen ganz anders umgehen als das Nervensystem eines Kindes. Sie können sich an andere Menschen wenden, was Ihnen als Kind nicht oder nur schwer möglich war. Und Sie können sich Hilfe holen: bei Freunden, Ärzten, Psychotherapeuten, Nothilfen.

Erhöhte Erregung

Wenn Ihr Puls steigt, das Herz schneller schlägt oder bereits im Hals klopft, wenn Ihnen plötzlich heiß wird, der Mund trocken oder der Schweiß ausbricht, ist das ein Zeichen dafür, dass Ihr sympathisches Nervensystem aktiviert ist. Es setzt Energien frei, damit Sie kämpfen oder flüchten können. Etwas in Ihnen wähnt sich in Gefahr, Sie fühlen Angst oder Panik. Als Vorzeichen können Fluchtimpulse auftreten. Dann ist eine der folgenden Übungen hilfreich.

Atmen Sie durch!
Meistens genügt es, den Stuhl einige Zentimeter zurückzuschieben, um eine physische Distanz zum Schreiben und den damit hervorgerufenen Gefühlen zu schaffen. Atmen Sie zwei- oder dreimal tief durch. Sie werden sich wahrscheinlich auch verspannt haben: in den Schultern, im Bauch, im Nacken, im Anus. Lockern Sie diese Spannungen ganz bewusst. Lenken Sie Ihren Atem dahin, einfach indem Sie während des Atmens Ihre Aufmerksamkeit auf diese Verspannungen richten.

Um den Abstand zu den Gefühlen zu verstärken, schauen Sie sich im Raum um. Konzentrieren Sie sich auf etwas Lustiges oder einen Gegenstand, der Sie aufheitert oder Ihnen Sicherheit verleiht.

Machen Sie Regen!
Kennen Sie diese Bambusrohre, die mit kleinen Kugeln gefüllt sind? Wenn man sie bewegt, klingt das wie Regen. Genau diesen Sound machen Sie nun nach. Kurz einatmen, dann ganz lange auf »Schschsch« ausatmen. Erneut kurz einatmen, lange ausatmen. Wiederholen Sie das fünf- bis zehnmal, das aktiviert Ihren ventralen Vagus, den vorderen Teil des parasympathischen Nervensystems und Gegenspieler des Sympathikus. Ihr Herz wird sich schnell beruhigen, der Rest des Organismus wird folgen.

Fördern Sie Glück!

Sicher fühlen wir uns in der Regel in den Armen eines Menschen, dem wir vertrauen. Da Ihr Gehirn nicht zwischen Realität und Vorstellung unterscheiden kann, erinnern Sie sich an eine Umarmung mit einem Menschen, bei dem Sie komplett loslassen konnten. Ganz gleich, ob das in den letzten Wochen oder vor Jahrzehnten gewesen ist. Nehmen Sie wahr, welche Empfindung diese Umarmung in Ihnen auslöst. Baden Sie in diesen Gefühlen, bis sich innere Ruhe einstellt. Indem Sie diese Umarmung nochmals erleben, schüttet Ihr Organismus das Glücks- und Bindungshormon Oxytocin aus. Deshalb ist hier der Begriff »darin baden« durchaus angemessen.

Halten Sie sich fest!

Sie können sich auch selbst umarmen. Klemmen Sie die rechte Hand unter Ihre linke Achsel und legen Sie dann die linke Hand auf Ihren rechten Oberarm. Drücken Sie sich nun fest, als würden Sie einen Freund liebevoll umarmen, den Sie vermisst geglaubt haben.

Fühlen Sie sich sicher!

Legen Sie Ihre linke Hand sanft auf Ihre Herzgegend und atmen Sie langsam und bewusst in sie hinein. Erinnern Sie sich an einen Moment, in dem Sie sich mit einer anderen Person oder einem Tier absolut sicher gefühlt haben. Nehmen Sie die Empfindungen, die Gedanken und Gefühle ganz bewusst wahr und lassen Sie Ihren Organismus davon berühren. Wie ist das, wenn das in Ihrem Herzen ankommt?

Abdriften

Eine andere Strategie Ihres Organismus, schwierigen Themen auszuweichen, ist es, in ferne Welten zu entschwinden. Das kann auf verschiedene Arten geschehen: Schwindelgefühle können sich einstellen, eine Leichtigkeit im Kopf, die Angst, ohnmächtig zu werden, Verwirrung, der Verlust des Körpergefühls. Dem können Sie folgendermaßen entgegenwirken:

Erden Sie sich!
Spüren Sie Ihre Füße auf dem Boden. Um das zu verstärken, können Sie sie auch fest in den Boden stemmen. Alternativ dazu können Sie mithilfe eines Fußrollers oder Noppenballs Ihre Fußsohlen stimulieren und Ihre Aufmerksamkeit wieder in den Körper lenken.

Erden Sie sich in sich selbst!
Greifen Sie mit einer Hand fest in den Unterarm der gegenüberliegenden Körperseite. So fest, dass Ihre Fingerspitzen den Knochen spüren. Nehmen Sie wahr, wie fest und stabil dieser Knochen ist. Beschreiben Sie diese Erfahrung innerlich. Fassen Sie sie in Worte, und Sie werden schnell wieder Bodenkontakt fühlen.

Nehmen Sie die Realität wahr!
Unterscheiden Sie zwischen Ihren Gefühlen und der aktuellen Realität. Nehmen Sie wahr, dass Sie sich bedroht fühlen, sich aber an einem sicheren Ort befinden. Erkennen Sie an, dass diese Gefühle eine Erinnerung an eine Erfahrung in der Vergangenheit sind.

Gefühle der Schwäche und Lähmung

Wenn Sie merken, dass Ihre Arme schwach werden, dass sich gefühlt ein Loch in Ihrem Bauch auftut oder die Energie in den Beckenboden rauscht, bedeutet das, dass Ihr Parasympathikus hochfährt. Etwas in Ihnen glaubt, dass Lähmung und Totstellen aktuell Ihre besten Optionen seien. Dies kommt vor, wenn man sich mit Protest gegen Erlebtes, mit Wut oder Widerstand auseinandersetzt. Ein Vorzeichen dafür kann ein mulmiges Gefühl im Bauch sein.

Orientieren Sie sich!

Schauen Sie sich im Raum um. Benennen Sie fünf Gegenstände. Lauschen Sie nun und benennen Sie fünf Geräusche, die Sie aktuell hören. Finden Sie nun fünf Stellen in Ihrem Körper, zu denen Sie Kontakt aufnehmen können, am einfachsten zu jenen, auf denen das Körpergewicht auflastet: Po, Unterarme, Oberschenkel, Füße, Rücken. Nehmen Sie bewusst fünf Atemzüge.

Bewegen Sie sich!

In leichteren Fällen der gefühlten Lähmung bewegen Sie sich einfach. Nehmen Sie Abstand von Ihrem Schreibzeug und schütteln Sie Ihre Arme und Beine aus. Falls Sie sich Ihrer Beine sicher sind, stehen Sie auf, dehnen Sie Ihren Brustkorb, strecken Sie sich.

Mit Mikrobewegungen in die Freiheit

Falls die Lähmung bereits in Erstarrung überzugehen droht, erinnern Sie sich an diese einfache und hoch effektive Methode: Stellen Sie sich vor, Sie stehen unter der Dusche. Das Wasser ist so heiß, dass die Scheibe beschlägt. Sie beugen sich nun nach vorn, bis Ihre Nasenspitze die Duschtür berührt. Spüren Sie, wie kühl sich das Glas anfühlt? Bewegen Sie Ihren Kopf aus dem Nacken heraus nun minimal kreisförmig und malen Sie mit der Nasenspitze einen dicken Punkt auf die Scheibe. Fahren Sie damit fort und achten Sie auf Ihr Gefühl der Lähmung. Es wird schnell wieder von Ihnen abfallen.

Teil 2:
Heilschreiben in der Praxis

Das 7-Tage-Basisprogramm

Jeder Mensch hat seine eigene Geschichte. Jeder hat Erfahrungen gemacht, die ihn auf ganz eigene und auf ganz bestimmte Art und Weise geprägt haben. Indem jeder selbst die Inhalte seines Schreibens bestimmt, wird das Heilschreiben dieser Tatsache gerecht. Je länger Sie sich den eigenen Themen widmen, desto deutlicher tritt der rote Faden des eigenen Lebens hervor und lässt sich aus dem »Wollknäuel« des Alltags herauslösen.

Damit es Ihnen leichter fällt, den Anfang des Fadens zu finden, habe ich ein kleines Programm zusammengestellt: das 7-Tage-Basisprogramm. Betrachten Sie es wie eine Reinigung wichtiger Heilschreibkanäle. Sieben Tage lang schreiben Sie jeweils nur einen Tag über Selbstliebe, Neugier, Mut, Offenheit, Selbstvertrauen, Ihren Willen und Ihr Ich. Neben dem »Reinigungseffekt« werden Sie am Ende der Woche eine Menge mehr über sich wissen. Zudem werden Sie viele Themen gesammelt haben, mit denen Sie sich später weiter auseinandersetzen können.

Ich habe jedem Thema Anregungen für Monologe, wiederholende Fragen und unvollständige Sätze angehängt. Wählen Sie davon aus, was Sie am meisten anspricht, und passen Sie die Fragen und Sätze Ihren Bedürfnissen an.

1. Tag
Selbstliebe: Mitgefühl für sich und andere

Mitgefühl wird oft für eine »weiche« Qualität gehalten. Mitgefühl hat man mit Leidenden, mit Trauernden, mit Behinderten, Kindern, Flüchtlingen. Bei Mitgefühl denkt man eher an andere, seltener an sich selbst. Dabei ist Mitgefühl eine Stärke und eine Haltung, die vielen Menschen sich selbst gegenüber besonders schwerfällt, besonders in jenen Momenten, in denen sie hart mit sich umgehen. Damit meine ich weniger, dass sich jemand quält, zum Beispiel mit solchen Sätzen: »Jetzt kriegst du's immer noch nicht auf die Reihe!« »Stell dich nicht so an!« »Du bist doch kein kleines Kind mehr!« Hier ist es offensichtlich, dass Mitgefühl angebracht wäre. Ich will vielmehr auf den inneren Kritiker hinaus. Sie verurteilen sich selbst, dass Sie so kritisch mit sich umgehen. Damit ziehen Sie die Daumenschrauben noch ein bisschen fester: Erst kritisieren Sie sich (kein Mitgefühl), dann kritisieren Sie sich dafür, dass Sie sich kritisieren (noch weniger Mitgefühl). So räumen Sie die Bahn frei für noch mehr Kritik, Abwertung und Selbstverurteilung.

Anstatt sich zu verurteilen: Wie wäre es, wenn Sie verständnisvoller mit sich umgingen? Wie wäre es mit einem »Ach je, wie hart ich mit mir umgehe!« Oder: »Was muss mir widerfahren sein, dass ich so hart mit mir umgehe?«

Mitgefühl geht verloren, wenn Sie sich die gesellschaftlich hoch angesehenen Überlebensstrategien aneignen: »Du musst schneller ...« »Du musst mehr ...« »Du musst höher ...« Oder wenn Sie das Credo Ihrer Großeltern weitersingen: »Ein Indianer kennt keinen Schmerz.« Wenn Sie dies für ausgesprochen männliche Qualitäten halten, wären Sie vermutlich überrascht, in wie vielen Frauen diese Art von Antreiber die Peitsche schwingt!

Paradoxerweise kommt einem das Selbstmitgefühl meist dann abhanden, wenn man mit anderen mitfühlt. Indem Sie mit anderen mitfühlen, verdrängen Sie oft Ihre eigene Not. Oder: Um Ihre eigene

Not zu verdrängen, richten Sie Ihr Mitgefühl auf andere. Besonders schädlich kommt dies zum Tragen, wenn Sie Mitgefühl für Menschen aufbringen, die Sie angetrieben, vernachlässigt, missbraucht, geschlagen oder schlichtweg nicht so gefördert haben, wie es notwendig gewesen wäre, um auf gesunde Weise erwachsen zu werden. »Oh, die Armen. Sie hatten so eine schwere Kindheit!« Genau. Aber denken Sie das zu Ende. In der Folge hatten nun Sie eine schwere Kindheit. Deswegen tun Sie Ihren Kindern dasselbe an, was Ihnen als Kind angetan wurde. Damit haben Ihre Kinder wiederum eine schwere Kindheit und tun ihren Kindern an, was ihnen angetan wurde. Sie sehen, das kann ewig so weitergehen, zumindest bis jemand aus diesem Spiel aussteigt.

Mitgefühl für andere, das uns selbst ausnimmt, hat nicht nur Folgen für uns selbst, sondern für alle folgenden Generationen. Und da nicht nur unsere Familie von dieser systematischen Unfähigkeit für Selbstmitgefühl heimgesucht wird, ist die Gesellschaft und letztlich die gesamte Welt davon betroffen. Ein Blick in die Nachrichten genügt, um das zu bestätigen.

Sie sehen, wie wichtig dieses Thema ist. Deshalb lohnt es sich, zuallererst dem Mitgefühl für sich selbst auf die Spur zu kommen. Ohne Mitgefühl für Sie selbst werden Sie beim Heilschreiben nicht weit kommen.

Monologe

- Wann erlebe ich mich als hart? Wann springe ich anderen unnötig zur Seite? Mit welchem Anteil von mir fällt es mir schwer, Mitgefühl zu haben?
- Wenn ich mich an einen Moment erinnere, in dem ich Mitgefühl erfahren habe, entweder durch mich oder durch andere: Wie habe ich das erlebt? Was hat das mit mir gemacht? Und wie bin ich damit umgegangen?
- Wann ist es mir möglich, mir mit Mitgefühl zu begegnen? Wie fühlt es sich an, Mitgefühl mir selbst gegenüber zu empfinden?

Wiederholende Fragen
- Für was an mir fällt es mit schwer, Mitgefühl zu empfinden?
- Wie hindere ich mich daran, mehr Mitgefühl mit mir zu haben?
- Bei welcher Gelegenheit erlebe ich mich als liebevoll und freundlich mir selbst gegenüber?

Sätze vervollständigen
- Wenn mir jemand Mitgefühl entgegenbringt…
- Wenn ich mehr Mitgefühl mit mir selbst hätte…
- Wenn ich Mitgefühl für meinen inneren Kritiker hätte…

2. Tag
Neugier: Die Gier, sich auf Neues einzulassen

Die Gier auf Neues ist Ihnen angeboren. Sie brauchen sie, um die Welt zu entdecken, damit Sie sie bewältigen können. Neugier hilft Ihnen beim Verstehen, beim Fühlen und Empfinden. Ohne sie könnten Sie Gefühle nicht voneinander unterscheiden, ja nicht einmal identifizieren. Sie würden in einem Brei von Unwohlsein verbleiben, ohne zu wissen, was mit Ihnen los ist. Und Sie würden nie lernen, für sich selbst zu sorgen. Kurz: Neugier ermöglicht Ihnen körperliche und geistige Entwicklung.

Damit die Neugier ihre Arbeit verrichten kann, muss sie willkommen sein. Doch das ist sie keineswegs immer. Viele Menschen wachsen mit Regeln und Verboten auf. Familiengeheimnisse müssen gewahrt, Fassaden aufrechterhalten werden, ihnen wurde früh beigebracht, die Aussagen ihrer Eltern besser nicht zu hinterfragen. In den Schulen wird Neugier gelenkt, anstatt ihr freien Lauf zu lassen, es gibt wenig Platz für das, was Kinder wirklich interessiert. Stattdessen müssen sie lernen, was Schulämter, Regierungen und Gesellschaften für wichtig erachten. Oder man wächst als Kind in einer Umwelt auf, die schlichtweg so unerträglich ist, dass man die eigene

Neugier lieber unterdrückt: zum Beispiel in Familien mit Alkohol- und Drogenproblemen, häuslicher Gewalt, wenn man chronische Vernachlässigung erfährt oder eine der ungezählten anderen Formen des Missbrauchs.

Wie essenziell die Neugier ist, wird Ihnen schnell klar, wenn Sie sich eine Welt ohne sie vorstellen. Was würde aus der Forschung werden? Was aus Kunst und Literatur? Mit fehlender Neugier gehen Spielfreude, Lebendigkeit und Abenteuerlust verloren.

Wenn Sie nun sagen: »Oh, da bilde ich eine Ausnahme, ich bin nämlich sehr neugierig. Ich lese viel, bin ständig im Internet…«, dann meine ich etwas anderes. Meine Frage lautet: Wie neugierig sind Sie auf sich selbst? Und: Wie neugierig bleiben Sie, wenn Sie an Themen geraten, die Ihnen unangenehm sind?

Monologe

- Wie neugierig erlaube ich mir heute zu sein? Stelle ich Fragen? Erforsche ich das Seelenleben von nahestehenden Personen? Mein eigenes?
- Wie ging meine Umwelt mit meiner kindlichen Neugier um? Meine Eltern? Meine Geschwister? Andere Personen von Bedeutung? Die Lehrer in der Schule? Die Professoren an der Universität?
- Wie erlebe ich Neugier in meinem Körper, was empfinde ich dabei?

Wiederholende Fragen

- Was stört mich an Neugier?
- Was erlebe ich in Anwesenheit meiner eigenen oder der Neugier von anderen?
- Welche positiven Erfahrungen habe ich mit Neugier gemacht?

Sätze vervollständigen
- Wenn ich meiner Neugier freien Lauf ließe …
- Wenn meine Neugier willkommen wäre …
- Ohne Neugier bin ich …

3. Tag
Mut: Mit dem Herzen vorangehen

»Ich setzte den Fuß in die Luft und sie trug«, dichtete Hilde Domin. Die Neugier auf sich selbst zuzulassen bedeutet, aus der eigenen Komfortzone herauszutreten, Risiken einzugehen und das aufzugeben, was Sie bereits wissen, um sich für das Unbekannte öffnen zu können. Das erfordert eine Menge Mut. Vergleichen Sie sich mit Höhlenforschern, wird das sofort klar. Sich an Orte zu wagen, von denen man nicht weiß, was einen dort erwartet, ist nichts für Menschen, die sich gerne auf der Couch einkuscheln und Unsicherheit allenfalls in Form eines Kreuzworträtsels an sich heranlassen.

Ein anderes Wort für Mut ist Courage, was man mit Beherztheit übersetzen kann. Wenn ich hier von Mut spreche, beinhaltet er die Qualität der Beherztheit. Es geht beim Heilschreiben nicht um eine Mutprobe, sondern darum, mit dem Herzen dabei zu sein und die Weisheit, Kraft und Stärke Ihres Herzens zu nutzen.

So wie alle Menschen von Anbeginn mit Neugier ausgestattet sind, so liegt auch Ihnen der beherzte Mut in den Genen. Aber unser natürliches Bedürfnis zu wachsen, in die Welt vorzudringen und sie zu erobern stößt manchmal auf Widerstand: in der Familie, bei Nachbarskindern, in der Schule, in der Kirche, in der Gesellschaft.

Auch das Gegenteil ist möglich. Wenn jemand schon jung herausgefordert wurde, kann es sein, dass er »übermütig« geworden ist, das heißt, dass er seine Grenzen, sein Bedürfnis für Schutz und Entspannung gar nicht kennt. Ich war lange der Überzeugung, dass ich als

Mann alles ertragen können müsste, dass keine Anforderung zu groß sein dürfte. Dies zeugt einerseits davon, wie sehr es mir an Selbstmitgefühl gemangelt hat, anderseits dass es mir an Mut fehlte, ehrlich zu sein und mir einzugestehen: »Sorry, das kann ich nicht«, oder: »Davor habe ich Angst«.

Selbstbegegnung erfordert Mut und Beherztheit, Ihre Erfahrungen willkommen zu heißen und präsent zu bleiben, auch wenn es unangenehm wird, anstatt vor ihnen wegzulaufen. Wie Sie sich heute auf Ihren Mut beziehen, ob als »Couch-Potato« oder Höhlenforscher, hat viel damit zu tun, welche Konsequenzen es in Ihrer Kindheit nach sich gezogen hat, wenn Sie sich mutig gezeigt haben.

Monologe
- Was macht mir Angst bei der Vorstellung, mutig zu sein? Was wäre das Schlimmste, das passieren könnte, wenn ich meinem Mut eine Chance ließe?
- Was erlebe ich, wenn ich mich an einen Moment erinnere, in dem ich mich als wirklich mutig empfunden habe? Was verändert sich in mir, während ich mich an diese Erfahrung erinnere, was erlebe ich jetzt dabei?
- Fühlt es sich anders an, für mich einzustehen als für andere? Bin ich froh über meinen Mut oder macht er mir Angst?

Wiederholende Fragen
- Was passiert in mir, wenn ich zu mir stehe?
- Welchem Thema würde ich mich stellen, wenn ich wirklich mutig wäre?
- Wie wäre es, wenn ich mein Herz mit dazunähme?

Sätze vervollständigen
- Mut ist für mich …
- Wenn ich wirklich mutig wäre …
- Wenn ich meinem Mut trauen würde …

4. Tag
Offenheit: Bereit sein, nicht zu wissen

Auf der Federzeichnung »Das Feld hat Augen, der Wald hat Ohren« von Hieronymus Bosch (um 1500) findet sich diese lateinische Inschrift: »Derjenige ist freilich armen Talentes, der stets nur Erfundenes anwendet und nie das zu Erfindende.«

Um mit dem Heilschreiben Ergebnisse zu erzielen, müssen Sie bereit sein, Neues zu entdecken. Sie müssen offen sein, Ihre Komfortzone zu verlassen, bereit, der Angst vor dem Ungewissen zu begegnen. Ohne Offenheit ans Heilschreiben heranzugehen ist wie eine Reise in eine unbekannte Kultur zu unternehmen und darauf zu hoffen, dass man dort Wiener Schnitzel zu essen bekommt.

Im Zusammenhang mit dem Heilschreiben bedeutet Offenheit also einerseits, dass Sie sich dafür öffnen, etwas ganz Neues zu erkennen und zu erfahren, etwas, womit Sie nicht gerechnet haben, sogar etwas, das alles infrage stellt, was Sie bisher über sich und die Welt wissen.

Offenheit bedeutet zudem, nicht bei der ersten neuen Erkenntnis stehen zu bleiben und die Arme zu verschränken, sondern weiterzuforschen. Es geht nicht darum, sich in einem neuen Gefängnis niederzulassen, sondern in der Offenheit zu bleiben und damit die Gefängnistüren ein für alle Mal aufzustoßen.

Ich schließe mit einem Zitat des deutschen Philosophen Arthur Schopenhauer (1788–1860): »Eine gefasste Hypothese gibt uns Luchsaugen für alles sie Bestätigende und macht uns blind für alles ihr Widersprechende.«

Monologe
- Wie offen erlebe ich mich in meinem Leben?
- Wie geht es mir dabei, wenn ich mich an ein Ereignis erinnere, in dem ich mich als offen erlebt habe? Was habe ich damals erlebt? Was erlebe ich, wenn ich mich daran erinnere?

- Wenn ich an meine Kindheit zurückdenke, wie offen habe ich die Menschen erlebt, die mich erzogen haben? Welche Erinnerungen an Offenheit habe ich? Und was empfinde ich jetzt, während ich darüber reflektiere?

Wiederholende Fragen
- Was ist der Vorteil davon, nicht offen zu sein?
- Wie halte ich mich davon ab, offen zu bleiben?
- Wie erlebe ich Offenheit?

Sätze vervollständigen
- Offenheit ist für mich …
- Wenn ich offen bleiben würde, anstatt an vorgefassten Meinungen festzuhalten …
- Wenn ich Entwicklung wirklich genießen würde …

5. Tag
Selbstvertrauen: Wissen, was stimmt

Uns selbst zu vertrauen ist eine große Herausforderung. Gerade ältere Generationen sind mit ständiger Kritik aufgewachsen. Es gab immer ein Richtig und ein Falsch, nicht selten war alles falsch. Verunsicherung war ein Mittel der Erziehung. Wuchsen Sie in einem Klima auf, in dem Wahrheiten nicht ausgesprochen werden durften, so mussten Sie lernen, Ihren Wahrnehmungen zu misstrauen, sie nicht ernst zu nehmen oder gar für falsch zu betrachten. Deshalb ist der folgende Satz für Sie vielleicht im Moment noch lediglich eine Ansammlung von Worten: *Vertrauen Sie Ihrem Prozess!* Ich wünsche Ihnen, dass Sie nach und nach in diese Möglichkeit hineinwachsen.

Monologe
- Wie wurde meiner Wahrnehmung als Kind begegnet?
- Wie gehe ich heute mit meiner Wahrnehmung um? Nehme ich mich wahr, oder achte ich nur auf das, was von außen kommt? Denke ich lieber, anstatt auf meine Empfindungen zu lauschen?
- Wie gehe ich damit um, wenn mir meine Wahrnehmung etwas signalisiert, das von anderen infrage gestellt wird?

Wiederholende Fragen
- Was beschränkt meine Klarheit?
- Wie hindere ich mich daran, mir selbst zu vertrauen?
- Wie fühlt sich Selbstvertrauen für mich an, beziehungsweise wie wäre es, mir selbst und meiner Wahrnehmung zu vertrauen?

Sätze vervollständigen
- Wenn ich mir erlauben würde, mehr wahrzunehmen …
- Wenn ich meiner Wahrnehmung vertrauen würde …
- Mir selbst zu vertrauen würde bedeuten …

6. Tag
Wille: Sich das Wollen erlauben

Ich beginne Therapiestunden immer mit der Einladung an die Klienten: »Was möchten Sie in dieser Sitzung für sich erreichen?« Dabei dürfen sie sogar völlig unrealistische Ziele äußern. Aber den wenigsten gelingt es auf Anhieb, sich überhaupt ein Ergebnis zu wünschen. Wie wäre es, eine deutliche Verbesserung Ihrer Situation zu wollen, zum Beispiel gesündere Beziehungen zu führen, entspannter durchs Leben zu gehen oder sich selbst mehr zu lieben?

Wir halten es für selbstverständlich, einen eigenen Willen zu haben. Dabei ist genau das sehr häufig mit Angst besetzt, nicht selten sogar so sehr, dass Menschen es nicht mal wagen, einen eigenen

Willen zu haben. Fragt man sie etwas, antworten sie häufig mit der Gegenfrage: »Und was willst du?«

Ein Wille kann viele Qualitäten haben. Er kann egoistisch sein, über Leichen hinweggehen oder unrealistisch, gekoppelt an die Bereitschaft, mit dem Kopf durch die Wand zu rennen. Ein Wille kann selbstbewusst sein, die anderen ebenso im Blick haben, sich mutig zeigen, mit der Bereitschaft, enttäuscht zu werden. Welche Beziehung haben Sie zu Ihrem Willen?

Monologe
- Was halte ich von meinem eigenen Willen? Was erlebe ich, während ich über diese Frage heilschreibe?
- Wie wurde meinem Willen als Kind begegnet? Und was wurde mir von meinen Eltern vorgelebt? Welche Qualität hatte der Wille meiner Mutter? Wie hat mein Vater dafür gesorgt, dass sein Wille umgesetzt wird?
- Welche Beziehung habe ich heute zu meinem Willen? Empfinde ich ihn als Belastung? Ist er mir eine Stütze? Finde ich mich zu dreist oder zu zurückhaltend?

Wiederholende Fragen
- Welchen Bezug habe ich zu Menschen mit einem starken Willen?
- Was glaube ich, würde passieren, wenn ich meinen Willen äußerte?
- Was erlebe ich bei der Vorstellung, meinen Willen durchzusetzen?

Sätze vervollständigen
- Wenn ich einen eigenen Willen hätte…
- Wenn ich für mich einstehen würde…
- Kontakt zu meinem Willen zu haben…

7. Tag
Ich: Entdecken, wer man ist

Ich habe schon im Zusammenhang mit dem Menschenbild des Heilschreibens auf das Ich verwiesen und Fragen aufgeworfen, die Sie sich stellen können. Hier noch einige weitere Gedanken dazu.

Niemand weiß, was das Ich ist. Deshalb gibt es so viele Theorien darüber. Eine ganze Reihe davon fasst Richard David Precht in *Wer bin ich – und wenn ja, wie viele?* (2007) zusammen. Die meisten davon sind in sich schlüssig und jeder Theoretiker ist davon überzeugt, dass er ganz genau weiß, was das Ich ist und welche Funktionen es hat. Man könnte vermutlich ein ganzes Leben damit verbringen, sich mit all den verschiedenen Vorstellungen auseinanderzusetzen. Was ich damit sagen will: Halten Sie sich nicht mit Theorien auf! Erforschen Sie stattdessen sich selbst. Erforschen Sie, wie Sie Ihre Welt konstruiert haben, welches Bild Sie von sich selbst haben.

Die einfachste, aber vielleicht härteste Ich-Erforschung hat der griechisch-armenische Esoteriker Georges I. Gurdjieff mit seinen Schülern praktiziert. Sie sollten nur wieder und wieder die Frage beantworten: »Wer bin ich wirklich?«

Charles Berner ließ Teilnehmer in seiner Selbsterfahrung »Enlightenment Intensive« in Partnerübungen einander in dyadischer Form fragen: »Sag mir, wer bist du?«, »Sag mir, was du bist«, »Sag mir, was Leben ist«, »Sag mir, was ein anderer ist«. Schnell konnte jeder Teilnehmer entdecken, dass er kaum eine Ahnung hat von dem, wer er hinter den Rollen und Masken ist, die er für sein Selbst hält.

Damit Sie das Heilschreiben erfolgreich praktizieren können, ist es sinnvoll, dass Sie sich an den Tisch setzen und über Ihre Gefühle und Empfindungen schreiben, dass Sie Ihre Fragen formulieren und nicht die von irgendjemand anderem. Daher die Einladung, gleich zu Beginn Ihr Ich zu erforschen.

Monologe
- Wie erlebe ich meine unterschiedlichen Ichs? Ich als Vater oder Mutter, als Partner, als Mitarbeiter/Chefin. Und in welcher Beziehung stehen sie zueinander?
- Wer wäre ich gerne, falls andere und die Gesellschaft keinen Einfluss auf mich hätten?
- Was haben meine Eltern von mir erwartet? Wer hätte ich werden sollen? Wer darf ich nicht sein?

Wiederholende Fragen
- Was ist richtig daran, mein inneres Kind aus dem Bewusstsein fernzuhalten?
- Was an mir ist einzigartig?
- Womit bin ich identifiziert? An welchen Vorstellungen von mir hänge ich fest?

Sätze vervollständigen
- Wenn ich ganz ich wäre…
- Wenn mein Leben wirklich mir gehörte…
- Wenn ich mir erlauben würde zu tun, was ich wollte…

Verborgene Erlebnisse verarbeiten

Solange Sie nicht wissen, wer Sie sind und wie Sie zu Ihren Erfahrungen beitragen, kommt Ihnen das Leben so vor, als würde es einfach geschehen. Dem Psychoanalytiker C. G. Jung wird dieses Zitat zugeschrieben: »Was du innen leugnest, ziehst du von außen an und nennst es dann Schicksal.« Ihnen ist gar nicht bewusst, wie sehr Sie Ihr Leben selbst gestalten, und deshalb kommen Sie auch gar nicht auf die Idee, es in die eigene Hand zu nehmen.

In jedem Leben finden sich schwierige, überwältigende Erlebnisse: Todesfälle, Gewalterfahrungen, Missbrauch. In der Regel halten wir solche Erlebnisse für verarbeitet. Wir glauben, dass längst Gras darüber gewachsen sei, und beschäftigen uns nicht länger damit. Gleichzeitig funktioniert unser Leben nicht so, wie wir uns das wünschten. Erst wenn die alten Erfahrungen erforscht werden, spüren wir die Wucht, die noch in ihnen steckt.

In diesem Kapitel zeige ich Ihnen, wie Sie ganz konkrete Ereignisse bearbeiten, das Abgespaltene erkennen und den damit verbundenen Folgen auf die Spur kommen können.

Überwältigende Erfahrungen erinnern

Erinnern Sie sich an überwältigende Erfahrungen. Das können ganz konkrete Ereignisse sein, die Sie erlebt haben, es reichen aber auch diffuse Erinnerungen oder Erzählungen von Begebenheiten, die Sie noch heute berühren. Ich zähle einige auf, diese Liste ist aber keineswegs vollständig. Achten Sie beim Lesen auf jede Regung Ihres Innenlebens. Belastende Erfahrungen sind:

- Naturkatastrophen, Krieg, Flucht und Vertreibung sowie Terror
- Unfälle, Überfälle und alle anderen Arten der tatsächlichen physischen Bedrohung
- Miterleben von Gewalterfahrungen, die nahestehende Personen wie Eltern oder Geschwistern zuteilwurden
- Aktive oder passive Gewalteinwirkung auf den Mutterleib, in dem man aufwächst
- Medizinische Eingriffe
- Ausgrenzung aufgrund von Sprache, Hautfarbe, Religion, Geschlecht oder sexueller Orientierung
- Armut
- Früher Verlust von Eltern, Geschwistern und anderen wichtigen Bezugspersonen
- Trennung oder Scheidung der Eltern oder wiederholter aggressiver Umgang zwischen den beiden
- Emotionaler und/oder sexueller Missbrauch
- Traumatisierung der emotionalen Bindung an die Mutter, zum Beispiel, weil man früh von ihr getrennt oder von ihr weggegeben wurde oder nicht gewollt war
- Emotional nicht erreichbare Eltern, unabhängig davon, ob aufgrund von Krankheit, Medikamenten- oder Drogenmissbrauch, Gefängnisaufenthalten, zu viel Arbeit, genereller Überlastung oder eigenem Trauma
- Familiengeheimnisse
- Schwere Geburt

Die Verwandtschaft befragen

Wenn Ihnen auf Anhieb nichts Konkretes einfällt, gehen Sie chronologisch durch Ihr Leben. Auch wenn Sie keine bewusste Erinnerung daran haben: Wie reagieren Sie spontan, wenn Sie an Ihre Zeugung denken? Sind Sie in Liebe entstanden? Entsprach es dem Wunsch beider Eltern? Wie ist Ihre Schwangerschaft verlaufen? Was wissen Sie über Ihre Geburt? Denken Sie an die Zeit als Kleinkind im Kindergarten, in der Vorschule, in der Schule und so weiter. Gehen Sie die verschiedenen Wohnorte durch, an denen Sie gelebt haben.

Wenn man von Trauma spricht, muss man immer die Möglichkeit mitdenken, dass man noch gar nicht weiß, welches Erlebnis einen traumatisiert hat. Fragen Sie Ihre Geschwister und Eltern nach traumatisierenden Erfahrungen. Auch Tanten, Onkel oder andere der Familie nahestehende Personen sind gute Quellen.

Ärgernisse im Alltag

Falls Ihre Vergangenheit Ihnen wie eine einzige große Nebelwand erscheint, können Sie unverarbeitete Erlebnisse auch an sich wiederholenden Leid bringenden Ärgernissen in Ihrem Leben identifizieren:

- Wieder und wieder scheitern gute Geschäftsideen.
- Sie geraten immer wieder an Partner, die Sie hintergehen.
- Sie werden immer wieder in bestimmten Situationen traurig oder kappen die Verbindung zu Ihrem Körper.
- Sie werden immer wieder wütend, wenn Ihnen jemand den Weg abschneidet oder die Vorfahrt nimmt.
- Sie fühlen sich von Vorgesetzten oder Autoritätspersonen besonders schnell eingeschüchtert. Sie werden klein und hilflos, selbst wenn das Gegenüber freundlich gestimmt ist.
- Sie halten andere für unfähig oder begeben sich immer wieder in Situationen, etwas für andere zu regeln, sie zu unterstützen, ihnen zu helfen, Verantwortung zu übernehmen, die eigentlich gar nicht Ihre ist.

Oftmals liegt ein Trauma zugrunde, wenn Beziehungen nicht gelingen. Daher lohnt sich der offene Blick in die Beziehungen zu Lebensgefährten, Vorgesetzten, Nachbarn und allen anderen Menschen, zu denen man in irgendeinem Abhängigkeitsverhältnis steht. Welche Muster wiederholen sich?

Wenn Sie wieder und wieder ähnliche Erfahrungen machen, kann das etwas sein, das man in der Tiefenpsychologie »Reinszenierung« nennt: eine Art Wiederholungszwang. Sie suchen wieder und wieder dieselbe Erfahrung auf und sorgen in Ihren Beziehungen dafür, dass Sie Ihr Trauma wieder erleben.

Das Unbewusste nutzen

Falls Ihnen jetzt immer noch nichts eingefallen ist, was Sie erforschen könnten, erinnern Sie sich, warum Sie dieses Buch in die Hand genommen haben. Was daran hat Sie neugierig gemacht? Was in Ihnen hat Sie veranlasst, dieses Buch zu lesen?

Ein konkretes Thema auswählen

Bevor Sie nun drauflosschreiben, stellt sich die Frage, womit Sie am besten anfangen. Ich habe angeregt, mit Themen zu beginnen, die Ihnen unter den Nägeln brennen. Ich lege Ihnen hier zusätzlich ans Herz, zu schauen, wozu Sie bereit sind. Sobald Sie eine Liste mit mehreren Themen gesammelt haben, stimmen Sie sich ein, wie unter »Einstimmungen auf das Heilschreiben« (S. 94 ff.) vorgeschlagen, sodass Sie Ihre inneren Bewegungen wahrnehmen können. Lesen Sie dann jedes Ereignis auf Ihrer Liste und registrieren Sie Ihre spontane Reaktion. Was erleben Sie dabei, wenn Sie sich vorstellen, dieses Thema jetzt zu erforschen?

Mögliche Reaktionen schließen ein: aufsteigende Hitze, ein schweres Herz, ein sinkendes Gefühl in der Magengrube, Anspannung im Körper, Schwindel, Übelkeit, Neugier…

Anhand dieser Reaktionen erkennen Sie, ob es sich hier gerade um ein brennendes Thema handelt oder ob es Sie im wahrsten Sinn des Wortes kaltlässt. Heftige Reaktionen bereits im Vorfeld deuten an, dass Ihnen dieses Thema einiges abverlangen wird. Sie sollten sich stabil fühlen, bevor Sie sich darauf einlassen. Wählen Sie entsprechend Ihrer Kraft und Stimmung, was Sie bearbeiten wollen.

Das Thema benennen

Bevor Sie in das Ereignis hineingehen, geben Sie dem Thema einen Namen. Ein Schlagwort genügt. Reduzieren Sie die ganze Geschichte auf eine Überschrift. Die kann sich im Laufe der Erkenntnis ändern. Wählen Sie nur für diesen Augenblick.

Nehmen wir an, dass Sie Ihren besten Freund bei einem Flugzeugunglück verloren haben. Die erste Überschrift könnte lauten: »Der Tag, an dem ich in den Nachrichten sah, dass ein Flugzeug auf dem Weg von München nach Berlin abgestürzt ist, und mir ein Schreck in die Glieder fuhr, weil ich wusste, dass mein Freund Hans genau zu dieser Uhrzeit fliegen wollte.«

Wenn Sie diese Geschichte nun reduzieren, könnte »Absturz Flugzeug Hans« daraus werden. Dabei merken Sie bereits, dass es eigentlich um etwas anderes geht: »Verlust Hans«.

Allein durch das Reduzieren auf wesentliche Stichpunkte wird oft schon etwas klarer. Vielleicht klingen schon beim Wort »Verlust« Ihre Ohren. Erinnerungen können dazu auftauchen: Was habe ich im Zusammenhang mit Verlust erlebt? Warum berührt mich das in dieser Weise?

Falls sich bereits etwas klärt, verweilen Sie dort und dokumentieren Sie, was Sie erleben. Ist das nicht der Fall, können Sie auch diese Frage schriftlich beantworten: »Wenn ich diese Erfahrung jetzt verarbeiten könnte: Was hätte das für eine Auswirkung auf mein Leben? Was würde sich ändern? Wie würde ich mich fühlen?«

Sich aktiv erinnern

Schreiben Sie nun auf die unter »Nützliche Schreib-Werkzeuge« (S. 97 ff.) vorgestellte Weise über das, was Sie bereits wissen. Folgendes Gerüst kann Ihnen dabei helfen:

Handlungsrahmen: Beginnen Sie mit Ort, Datum, Tag, Tageszeit… Je genauer Sie sich an die Rahmenumstände erinnern, desto lebendiger wird die Szene.

Geschehnis: Was ist geschehen? Versuchen Sie die Dinge in der richtigen zeitlichen Reihenfolge zu Papier zu bringen. Um sich leichter an Details zu erinnern, lesen Sie im folgenden Kasten nach.

Reaktion: Wie haben Sie sich verhalten? Was haben Sie gefühlt? Wie hat Ihr Körper reagiert? Weitere hilfreiche Fragen hierzu finden Sie ebenso im nachfolgenden Kasten.

Verlauf: Was ist danach geschehen? Da Menschen in traumatisierenden Situationen oft »abschalten«, ist es wichtig, die Situation in das Davor und Danach einzubetten, um das gesamte Ereignis in Ihre Biografie integrieren zu können.

Was ist passiert?

Wenn Sie sich an Gefühle, Impulse und die Schlussfolgerungen erinnern wollen, die Sie während eines bestimmten Ereignisses von sich geschoben haben, ist es sinnvoll, das Ereignis möglichst detailliert in sich wachzurufen. Dabei können folgende Fragen dienlich sein:

- Welche Personen waren beteiligt?
- Achten Sie auf die Körperhaltung Ihres Gegenübers.
- Welchen Gesichtsausdruck hat er?
- Wie schaut er Sie an?
- Welche Botschaft entnehmen Sie seinem Blick?
- Wer hat gesprochen und was wurde gesagt?
- Welche Gedanken, Gefühle, Körperreaktionen haben Sie in sich erlebt?
- Achten Sie auf Angst, Scham und Wut.
- Wie sind Sie damit umgegangen?
- Wie sind andere mit Ihnen umgegangen?
- Wie haben Sie zu dieser Situation beigetragen?
- Worum geht es eigentlich?

Wenn Sie nun auf die Situation schauen, wie würden Sie heute reagieren? Wie würde diese Situation heute bei Ihnen ankommen? Falls anders: Wie genau? Beschreiben Sie auch das im Detail.

Die Wirkung erforschen

Suchen Sie im nächsten Schritt danach, wie sich diese Erfahrung heute noch in Ihrem Alltag widerspiegelt.

- Was haben Sie aufgrund dieser Erfahrung über die Welt, über sich und andere erfahren?
- Welche Schlüsse haben Sie daraus gezogen?
- Welche Konsequenzen haben Sie daraus gezogen?
- Welchen Kontakt haben Sie heute zu den Beteiligten?
- In welcher Beziehung steht dieses Ereignis zu Ihrer Kindheit, zu Ihren Eltern oder Ihrer heutigen Familie?

- In welcher Beziehung steht es zu den Menschen, die Ihnen wichtig sind, vor denen Sie Angst haben, auf die Sie wütend sind?
- In welcher Beziehung steht es zu Ihrem heutigen Leben, Ihrer Arbeit und Ihrem Lebensgefühl?
- Welche Beziehung hat diese Situation damit, wer Sie in der Vergangenheit waren, wer Sie in der Zukunft sein werden und wer Sie jetzt sind?

Benennen Sie die Botschaften, die Sie davon mitgenommen haben. Fassen Sie sie in ganz konkrete Worte. Und nehmen Sie sich dafür Zeit. Je genauer, desto besser. Wenn Sie anschließend lesen, was Sie geschrieben haben: Was verändert sich in Ihnen? Wie reagiert Ihr Empfinden? Welche Gefühle melden sich? Tauchen Bilder dazu auf?

Zusammenhänge verstehen

Wenn Sie nun auf diese Zusammenhänge schauen – die Erfahrung von damals und ihre Wirkung auf das Heute: Was haben Sie aus der Ursprungserfahrung mitgenommen?

Und wenn Sie dies gerade erkennen: Was löst das in Ihnen heute aus?

Was hätten Sie damals gebraucht?

Eine andere wichtige Frage kann sein: Was hätten Sie in dem Moment damals gebraucht? Welche Qualität in sich selbst oder welche Hilfe von anderen? Bringen Sie den magischen Dritten ins Spiel (siehe »Nützliche Schreib-Werkzeuge«, S. 97 ff.). Welche Worte oder welches Verhalten hätten Sie entlastet? Und welche Ressourcen stehen Ihnen heute zur Verfügung, um mit so einer Situation umzugehen?

Vielleicht kennen Sie schon, was Sie suchen

Eine weitere Frage ist, ob Sie das, was Sie suchen, vielleicht schon kennen. Manchmal sitzen Menschen vor mir in der Praxis und sind tief verzweifelt, weil sie glauben, niemals Verbindung erlebt zu haben, niemals gesehen worden zu sein, niemals Zuneigung erhalten zu haben. Wäre das wirklich so, wäre das in der Tat entsetzlich. Ich glaube, kein Kind würde das überstehen. Die Verzweiflung kommt oft dadurch zustande, dass der Blick auf jene fixiert ist, von denen man all das hätte bekommen wollen und sollen: die Eltern. Wenn man dann nachforscht, findet man aber oft andere wichtige Personen, bei denen man durchaus landen konnte: Großeltern, Tanten, Nachbarn. Sich dessen bewusst zu werden, ist oft sehr heilsam.

Die Dinge gut zu Ende bringen

Nachdem Sie nun all das über sich wissen: Wie begegnen Sie sich selbst? Finden Sie es lächerlich, diese Gefühle immer noch zu haben? Schämen Sie sich dafür? Sind Sie mit sich ungeduldig? Können Sie mit sich mitfühlen? Ärgern Sie sich über sich selbst? Nehmen Sie sich einen Augenblick Zeit, das in sich zu erforschen. Achten Sie besonders auf die Bewegungen in Ihrer Herzgegend.

Sobald Sie das alles notiert haben, können Sie sich fragen: Was bräuchte es heute, um diese Situation zu einem guten Ende zu bringen? Was ist das Gegenmittel zu dem, was mich gerade belastet?

- Verlust zum Beispiel muss man »verschmerzen«, also den Schmerz darüber konkret ausdrücken. Der Abschied will anerkannt sein. Etwas geht zu Ende. Bevor etwas Neues entsteht, gilt es, die entstandene Leerstelle zuzulassen. Abschied ist oft mit Tränen verbunden. Nicht selten löst er Wut aus. Was gehört alles zum Verschmerzen, das Sie bisher nicht wahrgenommen haben?

- Sind Grenzen überschritten worden, müssen diese »repariert« werden, ähnlich wie eine Eingangstür nach einem Einbruch. Dafür brauchen Sie gesunde Aggression. Die haben Sie bisher vielleicht unterdrückt, um die Situation nicht noch weiter anzuheizen. Und Sie müssen ein Gefühl von Sicherheit, von Beschütztsein wiedererlangen. Auch dafür ist gesunde Aggression notwendig. Nur wer sicher weiß, dass er sich verteidigen wird, kann sich sicher fühlen. Wo sind Sie schon mal für sich eingestanden? In welcher Situation haben Sie Sicherheit erlebt?
- War jemand echter Gefahr ausgesetzt, wird Angst im Spiel sein, vielleicht sogar Todesangst. Diese muss Kampf- oder Fluchtimpulse im Körper aktiviert haben. Konnten Sie denen nicht folgen, war vielleicht innere Erstarrung die Folge. Wo finden Sie diese erstarrten Anteile heute in sich? Wie wirkt es auf Ihr aktuelles Erleben, wenn Sie mit den erstarrten Impulsen in Kontakt kommen?
- Wurden Sie beschämt, ist ebenfalls gesunde Aggression dienlich, um gegen diese Behandlung protestieren zu können. Aber auch ein Lachen über die Dummheit des Gegenübers kann helfen, sich aus der Identifikation zu lösen.
- Durften Sie nicht frei sein, weil Sie für Ihr natürliches Streben nach Autonomie bestraft wurden, brauchen Sie gesunde Wut und Aggression, um sich aus den Klammern der Verbote und der Angst vor Strafen befreien zu können.
- Wurden Sie vernachlässigt, wird es Ihnen heute vermutlich an Selbstliebe mangeln. Dann wäre es wichtig zu lernen, sich selbst ein Gegenüber zu werden, das sich wertschätzt, das geduldig ist und sich an sich selbst erfreut.
- Sind Sie in einem Klima der Aggression aufgewachsen und von daher unfähig, sich zu entspannen, zur Ruhe zu kommen und tief zu schlafen, ist es wichtig, sich bewusst zu werden, wie sicher Sie heute sind. Auch hier hilft es, sich Situationen bewusst zu machen, in denen Sie sich sicher fühlen, und diese Erfahrung in sich ankommen zu lassen.

Selbstbefreiung

Ich hoffe, dass diese Auflistung Ihnen hilft, ein Gegenmittel gegen die belastende Erfahrung zu finden. Sie verdeutlicht hoffentlich auch, dass nur Sie selbst sich aus dieser Situation befreien können. Es liegt an Ihnen, liebevoll und mitfühlend mit sich umzugehen und so nach und nach die Vergangenheit zurückzulassen, damit Sie mehr und mehr im Heute ankommen.

Das Positive in sich wirken lassen

Mit dem Negativen beschäftigen wir uns gern stunden-, wenn nicht tagelang. Manche tun ihr Leben lang nichts anderes. Das Positive überspringen wir dagegen meist. Dabei braucht gerade das eine gewisse Zeit, damit es im Körper und im Nervensystem ankommen kann. Es dauert eine Weile, bis neue neuronale Verschaltungen geknüpft werden.

Sobald Sie eine Veränderung in Ihrem Erleben verbuchen können, nehmen Sie sich Zeit zu erforschen, wie sich das anfühlt: Was nehmen Sie wahr? Wo in Ihrem Körper empfinden Sie das? Welche Bilder gehen damit einher? Finden Sie Worte dafür und schreiben Sie das alles auf. Wenn Sie mehr Anleitung dazu brauchen, blättern Sie zurück zum Abschnitt »Die Nachlese« im Kapitel »Ablauf und Gestaltung des Heilschreibens« (S. 127 ff.).

Bearbeiten Sie reale Erlebnisse

Immer wieder suchen Menschen bei mir Begleitung, die sich von anderen haben sagen lassen, was die Ursache ihrer Probleme sei, zum Beispiel der Verlust eines Zwillingsgeschwisters im Mutterleib, die Ermordung ihres Urururonkels oder dass ihr Vater angeblich nicht der biologische Vater sei. Dass sie unter den Folgen davon litten, hätten Aufstellungen, Kinesiologie, schamanische Reisen, spirituelle Medien oder sonst etwas ganz zweifelsfrei gezeigt. Wenn ich diese traumatischen Ereignisse dann gemeinsam mit dem Klienten erforsche, landen wir schnell bei sehr irdischen und realen Erfahrungen, die in der Kindheit gemacht wurden: Scheidung der Eltern, häusliche Gewalt und besonders die emotionale Unerreichbarkeit von wichtigen Menschen. Erfahrungen wie diese prägen die eigene Identität sehr viel mehr als der Tod irgendwelcher unbekannter Verwandter.

Konzentrieren Sie sich also lieber auf tatsächlich erlebte, potenziell traumatisierende Erfahrungen und erforschen Sie diese. Wenn Sie danach immer noch glauben, sich mit verstorbenen Zwillingsgeschwistern, ermordeten Urururonkeln und nicht biologischen Vätern auseinandersetzen zu müssen, laufen Ihnen diese Themen mit Sicherheit nicht weg.

Nach diesem Prinzip können Sie auch aktuelle Konflikte erforschen und damit herausfinden, was sich dahinter verbirgt. Benennen Sie, worum es eigentlich geht, möglichst in einem, notfalls in zwei oder drei Worten. Beschreiben Sie den Konflikt mit allem, was dazugehört. Was würden Sie am liebsten sagen? Was würden Sie am liebsten tun? Kennen Sie so etwas von früher? Fragen Sie sich dann, welche Botschaft bei Ihnen ankommt. Was glauben Sie, können Sie aus dieser Situation über sich lernen?

Sobald etwas deutlich wird, schreiben Sie es nicht nur auf, sondern sprechen Sie es laut aus. Tauchen Sätze auf, formulieren Sie sie so, wie Sie sie innerlich hören. Woran erinnert Sie das? An wen erinnern sie? Spüren Sie den Impuls einer Bewegung, folgen Sie ihm in der Vorstellung. Was möchte passieren? Was ist das Ziel dieser Bewegung? Sich wehren, weglaufen, schlagen, streicheln, die Hand nach jemandem ausstrecken, Halt suchen, gesunden Abstand schaffen…?

Wie kommt es bei Ihnen an, wenn Sie all das in sich wahrnehmen? Was bewirkt das bei Ihnen?

Die Schuld der anderen

Wenn Sie im Rahmen des Heilschreibens erkennen, dass Sie negative Folgen aus einer Erfahrung davongetragen haben, sind Sie vielleicht geneigt, den »Verursachern« die Schuld dafür zu geben. Sie könnten ihnen heimlich grollen, ihnen offene Vorwürfe machen, sich mit ihnen auseinandersetzen, Rache üben oder sie womöglich verklagen. Es ist gut, diese Impulse in sich wahrzunehmen und ihnen im sicheren Rahmen des Heilschreibens freien Lauf zu lassen: Was möchten Sie wirklich sagen? Was möchten Sie tun? Spüren Sie dann in sich nach, was Sie dabei erleben, und erforschen Sie die entstehenden Empfindungen. Nach und nach wird deutlicher werden, worum es eigentlich geht. Das dann anzuerkennen und ihm Raum zu geben, wird Ihnen viel schneller Heil bringen als reale Auseinandersetzungen.

Die Schuldsuche fördert sehr oft bestehende Verstrickungen. Menschen beschäftigen sich mit dem Außen oder dem anderen, den sie in der Regel nicht ändern können. Damit rückt das Damals in den Vordergrund, die Erfahrung wird größer. Das Gegenüber aber erinnert sich nicht, erinnert sich an anderes oder ist schlicht nicht bereit, die ihm zustehende Verantwortung zu übernehmen. So entstehen neue Verletzungen, die wieder weitere Folgen nach sich ziehen.

Es ist besser, sich auf sich selbst zu konzentrieren und sich selbst von den Folgen zu befreien. Das stärkt Ihr Selbstbewusstsein. Indem Sie sich aus eigenen Stücken befreien, wird noch klarer, wie wirksam Sie sein können. So bekommen Sie den Schaltknüppel für Ihr Leben in die Hand, was viel weitreichendere Konsequenzen hat als eine Entschuldigung.

Aber natürlich: Wenn der Verursacher Ihres Traumas Sie heute noch schlecht behandelt und es ihm an Einsicht mangelt, ist es sinnvoll, darüber nachzudenken, wie gut es für Sie ist, sich dieser Behandlung weiterhin auszusetzen.

Konkrete Lebensthemen befreien

Die meisten Traumatherapien gehen davon aus, dass die konkreten traumatisierenden Erfahrungen aufgearbeitet werden müssen, um sich von den Folgen zu befreien. Wie man die Bruchstücke der Traumaerfahrungen – Erlebnis, Gefühle, Schmerz – zu einem Ganzen zusammenfügt, haben wir inzwischen herausgearbeitet. Dieser Weg setzt allerdings voraus, dass Sie sich an schmerzliche Erlebnisse erinnern und sie benennen können.

Hier stelle ich einen alternativen Ansatz vor: Ihre verzerrten Vorstellungen von sich selbst (Selbstbild) beziehungsweise der Welt (Weltbild) geben all den Erfahrungen in Ihrem Leben einen gewissen Geschmack, eine Ausrichtung, eine festgelegte Weise, wie Sie die Dinge erleben. Egal, in welche Ecke Ihres Lebens Sie schauen, Sie werden immer wieder Ihren Überlebensstrategien und den darunter liegenden limitierenden Überzeugungen begegnen.

Zum Beispiel könnten Sie unter einem Symptom leiden, haben aber keine Geschichte dazu. Schauen wir uns dazu das verbreitete »Symptom« »Innere Unruhe« an. Um sie nicht zu spüren, haben Sie sich ein Projekt nach dem anderen auf die Schultern geladen. Nun denken Sie, dass der »Stress« vom vielen Arbeiten kommt. Sie suchen Entlastung. Aber egal, wie viel Verantwortung Sie abgeben, Sie kommen einfach nicht zur Ruhe. Sie brennen aus, gehen wegen Burn-out in Therapie. Der ganze Fokus richtet sich darauf, dass Sie mit Elternschaft, Job und Alltag völlig überfordert sind.

Wenn Sie über das Symptom »Innere Unruhe« heilschreiben, könnten Sie an das Selbstbild gelangen, dass Sie sich für wertlos halten und Leistung zu erbringen Ihre Strategie ist, mit der Sie unbewusst hoffen, Ihr verzerrtes Selbstbild wieder gerade zu rücken. Dieses Selbstbild erzeugt den Druck zu leisten – das ist die eigentliche Ursache für Ihre Unruhe! Wenn Sie nun diese – aktuelle – Überzeugung infrage stellen, brauchen Sie nicht in Ihre Kindheit zurückgehen und feststellen, aus welchen Erlebnissen heraus Sie zu dieser Überzeugung gelangt sind. Sie müssen sich nicht daran erinnern, wie angespannt Sie am Esstisch saßen, weil sich Ihre Eltern regelmäßig stritten und Sie zu schlichten versuchten. Ihnen muss nicht mal klar werden, dass Sie als Kind mit der Situation völlig überfordert waren.

Ich reiße im Folgenden eine ganze Reihe von Themen an, die in meiner Praxis wieder und wieder auftauchen. Jedes von ihnen hat viele Facetten. Mit manchen könnte man ganze Bücher füllen. Es ist unmöglich, sie umfassend aufzuarbeiten. Aber das ist auch nicht nötig. Meine Vorschläge für die Selbsterforschung sollen nur dazu anregen, Ihre eigene Beziehung dazu zu entdecken und Sie neugierig für diese Themen zu machen. Diese Neugier wird Sie leiten, weitere Fragen zu erforschen.

Ich habe jedem Begriff mögliche Monologe, wiederholende Fragen und unvollständige Sätze nachgestellt. Das sind selbstverständlich immer nur Vorschläge. Machen Sie sich davon zu eigen, was Sie anregt, und stellen Sie sich dann Ihre eigenen Fragen.

Angst

Es gibt viele Ängste. Manche sind offensichtlich – Angst vor dunklen Kellern, in Höhen, vor dem Fliegen –, andere verstecken sich hinter Symptomen wie Leistungsdruck, Süchten, Perfektion oder Sammelwahn. Sie können sich in Körperlichem manifestieren – in Anspannung, Herzrhythmusstörungen, Kopfschmerzen –, sie können daran hindern, die eigenen Bedürfnisse wahrzunehmen, den eigenen Willen kundzutun oder mit Wut in Kontakt zu kommen.

Wenn Sie Angst verspüren, verengt sich Ihr Fokus auf das Problem beziehungsweise auf das, was Sie für das Problem halten. Vom Rest der Welt kriegen Sie nur noch wenig mit. Alles, was Sie währenddessen erleben – Spaziergang, Freizeit, Arbeit –, vollzieht sich quasi im Modus »Autopilot«.

Der erste Impuls ist in der Regel der Versuch, die Angst »wegzumachen«: Stress reduzieren oder Entspannungsmethoden lernen. Selten bringt das den gewünschten Erfolg. Falls doch, dann meist nur vorübergehend. Wirklich hilfreich dagegen ist es, den Motor der Angst kennenzulernen: Aufgrund welcher Überzeugungen setzen Sie sich immer wieder unter Druck? Oder auch: Welche Wut unterdrücken Sie dauerhaft und richten Sie lieber gegen sich selbst anstatt gegen jene Person, die Ihnen Schaden zugefügt hat? Sie fragen sich: Was hat Wut mit Angst zu tun? Aggression zu unterdrücken bedeutet, sich selbst dieser Aggression auszuliefern, und zwar chronisch. Wie sonst soll Ihr Organismus darauf reagieren, außer mit Angst?

Monologe

- Was macht mir wirklich Angst? Die Trennung vom Partner, der Verlust des Arbeitsplatzes, selbst eine Krankheit zu erleiden oder die Erkrankung von Eltern oder Kindern?
- Unter welchen Ängsten litten meine Eltern? Wie sind sie mit Angst umgegangen? Sind sie ihr begegnet, wurde sie verschwiegen oder breitgetreten? Wurde darüber gesprochen? Haben sich die Eltern für ihre Ängste Hilfe geholt? Gab es Menschen mit »Angststörungen« im nahen Umfeld? Was habe ich davon übernommen?
- Wenn hinter der Angst etwas anderes steckte: Was könnte das sein?

Wiederholende Fragen
- Wie gehe ich mit Angst um?
- Welche meiner Strategien hat mir geholfen, Angst zu lindern?
- Was würde passieren, wenn ich meiner Angst begegnete?

Sätze vervollständigen
- Wenn ich keine Angst hätte …
- Ohne Angst zu versagen würde ich …
- Ich mache mir Angst mit dem Druck …

Autonomie

Autonomie ist getragen von dem Wissen, dass man sein Leben selbst bestimmen und Entscheidungen frei fällen darf. Sie ist ein natürlicher Zustand, den jedes Kind anstrebt, sobald es geboren wurde. Es gibt mehrere Phasen, in denen Autonomie eine besondere Bedeutung zukommt. Schon wenn das Kind zu krabbeln beginnt, ist es wichtig, dass niemand es daran hindert. In der Trotzphase, in der das Kind ständig Nein sagt, muss es ihm möglich sein, sich im Ablehnen auszuprobieren. Und natürlich ist auch die Pubertät, die Übergangsphase von der Kindheit zum Erwachsenwerden, ein Zeitpunkt, in dem sich der Heranwachsende ausprobieren dürfen muss. Die Bestrebungen des Kindes zur Selbstbestimmung müssen unterstützt werden, während es gleichzeitig Halt erfährt und sich der fortgesetzten Zuwendung versichert bleiben kann. Stehen in diesen Phasen keine stabilen Eltern an seiner Seite, wird das Kind als »Kuscheltier« missbraucht, von den Eltern nicht wahrgenommen oder viel zu früh aus dem Nest gestoßen, kann es Verhaltens- und Erlebensmuster entwickeln, die echte Selbstständigkeit verhindern. Später fühlt es sich in Beziehungen nicht frei, grollt dem Partner, unterdrückt diese Wut und wendet sie gegen sich selbst.

Monologe

- Durfte ich meinen eigenen Willen kundtun? Wie wurde reagiert, wenn ich es tat? Sind mir die Eltern anders begegnet als meine Geschwister und die anderen Kinder im Kindergarten und in der Schule?
- Wie wurde mir begegnet, wenn ich protestiert habe?
- Wenn ich an meine Berufswahl denke: Wurde ich da von meinen Eltern unterstützt? Inwiefern? War das wirklich hilfreich? Haben sie mich gesehen? Und wie haben sie auf meinen Partner/meine Partnerin reagiert?

Wiederholende Fragen

- Was ist gut daran, *nicht* Nein zu sagen?
- Wie erlebe ich Trennungen?
- Wie unterdrücke ich meine Wut?

Sätze vervollständigen

- Unabhängigkeit bedeutet für mich…
- Wenn ich Nein sagen würde…
- Wenn ich tun würde, was ich wirklich wollte…

Bedürfnisse

Besonders in den ersten Lebensjahren sind Sie darauf angewiesen, von anderen versorgt zu werden. Dazu gehört die Versorgung mit Essen, das Trinken, gewickelt und gepflegt zu werden, aber auch Nähe zu bekommen, ruhen zu dürfen, Berührung zu erhalten, gehalten und beruhigt zu werden, gehört, gesehen und geschätzt zu werden. Wer all das im richtigen Maße bekommt, wird als Erwachsener das Gefühl haben, versorgt zu sein, aufgehoben zu sein, er wird sich selbst schätzen und inneren Reichtum erfahren. Wem das als Kind jedoch nicht zuteilwurde, der entwickelt eher die Vorstellung, dass die Welt hart und kalt sei, dass man sich anstrengen muss, um seine Bedürfnisse erfüllt zu bekommen, oder dass dies gar unmöglich sei. Man sieht überall Mangel, es fehlt an allen Ecken und Enden. Hinter der faktischen Armut von Erwachsenen – egal, ob emotional oder finanziell – findet sich nicht selten eine emotionale Armut in der Kindheit.

Monologe
- Was löst der Begriff »Bedürfnisse« in mir aus?
- Wie fühlt es sich an, selbst Bedürfnisse zu haben?
- Wie wurde meinen Bedürfnissen als Kind begegnet? Was erwarte ich heute, wenn ich meine Bedürfnisse äußern würde?

Wiederholende Fragen
- Wonach sehne ich mich wirklich?
- Welche meiner Bedürfnisse nehme ich ernst?
- Was erlebe ich, wenn mein Bedürfnis nach Nähe von jemandem gestillt wird?

Sätze vervollständigen
- Wenn mir jemand gesagt hätte, dass meine Bedürfnisse wichtig sind…
- Wenn ich mir meiner Bedürftigkeit bewusst wäre…
- Wenn ich mehr an mich denken würde…

Beziehungen

Die Neurowissenschaft geht davon aus, dass der menschliche Organismus erwartet, in gesunde Beziehungen eingebettet zu sein und Unterstützung von anderen zu erfahren. Beziehungen sind für uns lebenswichtig. Menschen brauchen Ansprache, sie brauchen es, gesehen und gehört zu werden, damit sich das Nervensystem regulieren kann und das Leben leichter von der Hand geht. Menschen, die sich in Beziehungen nicht sicher fühlen, die sich schämen oder anderen nicht vertrauen können, leiden deshalb unter hoher innerer Anspannung und chronischer Überforderung. Die gute Nachricht ist: Wenn Ihr Bindungsvertrauen Schaden genommen hat, können Sie das reparieren.

Monologe
- Wie lief es in meiner Familie bei Abendessen, Geburtstagen und an Weihnachten ab? Wie sind wir miteinander umgegangen? Welche wiederkehrenden Muster kann ich zwischen meinen Familienmitgliedern erkennen? Und welche Rolle spiele ich darin?
- Welche Beziehung hatte ich zu meinen Eltern als Kleinkind? Und wie hat sie sich in anderen Phasen meiner Kindheit gestaltet?
- Welche Ähnlichkeiten erkenne ich zu der Art, wie ich heute meine Beziehungen lebe?

Wiederholende Fragen
- Wie stark erlaube ich mir, in Beziehungen ich selbst zu sein?
- Was hindert mich daran, Beziehungen zu genießen?
- Wie kann ich sicherstellen, dass Beziehungen *nicht* funktionieren?

Sätze vervollständigen
- Wenn ich gute Beziehungen hätte ...
- Wenn ich anderen vertrauen würde ...
- Wenn ich mich wirklich fallen lassen könnte ...

Gefühle

Liebe, Verbundenheit, Aggression, Eifersucht, Freude – die Palette an Gefühlen ist groß. Warum haben Menschen aber überhaupt Gefühle? Würden wir mit dem Verstand allein nicht leichter durchs

Leben gehen? Es gäbe keine emotionalen Verwicklungen, keine Dramen ... Tatsächlich treffen nicht wenige Menschen unbewusst schon sehr früh die Entscheidung, ihre Gefühle zu unterdrücken, einfach weil sie schlichtweg nicht zu ertragen sind: Ablehnung, mangelnde Regulation, Aggression – das will man nicht ständig fühlen müssen, ja, das kann man nicht aushalten. Später aber wird diese Entscheidung zum Problem: Alles muss jetzt mit dem Verstand geregelt werden. Und wie finden Sie dann heraus, wer Ihnen sympathisch ist und von wem Sie sich besser fernhalten, weil er nichts Gutes im Schilde führt? Welchen Wert hat Verbundenheit, die im Kopf konstruiert anstatt gefühlt wird? Und wie geht Liebe, wie sieht Sexualität ohne Gefühle aus? Wir brauchen Gefühle, um unser Miteinander und damit unser ureigenes Wohlbefinden steuern zu können.

Monologe
- Wie gehe ich mit Gefühlen um? Bin ich nah am Wasser gebaut? Erlebe ich mich eher als unempfindlich? Und wie ist das, Gefühle zu erleben? Mit welchen Gefühlen bin ich befreundet? Welche erlebe ich eher als Gegenspieler?
- Welchen Stellenwert hatten Gefühle in meiner Kindheit? Wie sind meine Gefühle von der Umwelt aufgenommen worden? Wie ist darauf reagiert worden?
- Wie mache ich das heute, meine Gefühle zu vermeiden?

Wiederholende Fragen
- Warum ist es gut, Gefühle *nicht* wahrzunehmen?
- Was bräuchte ich, um alle meine Gefühle wertzuschätzen?
- Was hindert mich daran, meine Gefühle zum Ausdruck zu bringen?

Sätze vervollständigen
- Wenn ich meine Gefühle einfach da sein ließe …
- Wenn ich meine Gefühle als Helfer betrachten könnte …
- Wenn ich meine Gefühle ernst nehmen würde …

Geschlechtlichkeit

In bestimmten Gegenden war es früher üblich, dass das erste Kind ein Stammhalter zu sein hatte, der den Namen des Vaters weitertrug und den Hof oder den Betrieb für die nächste Generation weiterführte. Da hatten erstgeborene Mädchen schlechte Karten.

Ebenso gibt es Mütter, die sich innig ein Mädchen wünschen. Sie haben Gewalt oder sexuelle Übergriffe von Männern ertragen müssen und erleben ein männliches Kind in ihrem Leib als Bedrohung. Der im Mutterleib gedeihende Sohn erhält von Anfang an die Botschaft, dass seine Mutter Angst vor ihm hat.

Für viele Eltern scheint es selbstverständlich, sich ein Kind mit einem bestimmten Geschlecht zu wünschen. Die moderne Medizin macht es möglich. Was aber bewirkt das beim heranwachsenden Menschen?

Monologe
- In welcher Beziehung stehe ich zu meinem Geschlecht? Bin ich glücklich, Frau/Mann/intersexuell zu sein? Wie wäre es, dem anderen Geschlecht anzugehören?
- Kann ich meine Genitalien genauso wertschätzend behandeln wie den Rest meines Körpers? Und wie erlebe ich mich als Mann/Frau/Intersexueller?
- Wenn ich im Sportstudio oder in der Sauna zusammen mit anderen nackt bin, wie fühlt sich das für mich an?

Wiederholende Fragen
- Was widerstrebt mir an meiner Geschlechtszugehörigkeit?
- Was hindert mich, ganz Mann/Frau/Intersexueller zu sein?
- Was würde mir helfen, ganz Mann/Frau/Intersexueller zu sein?

Sätze vervollständigen
- Wenn ich ein anderes Geschlecht hätte …
- Wenn ich mich in meiner geschlechtlichen Identität wirklich wohlfühlen würde …
- Wenn ich in meinem Geschlecht anerkannt worden wäre …

Hass

Hass fühlt sich an wie eine enorme Kraft. Aber dieses Gefühl ist kalt. Es ist zerstörerisch und destruktiv. Hass will die Probleme, die Hürden, die Herausforderungen zerstören, anstatt ihnen zu begegnen und daran zu wachsen. Hass entsteht aus einem Gefühl der Machtlosigkeit. Hass ist blind. Er wütet. Hassende Menschen erkennen nicht, dass sie sich selbst damit am meisten verletzen. Und dennoch: Im Hass steckt tatsächlich eine Kraft. Sobald Sie sie entdecken, können Sie sie nutzen und den Hass in etwas Positives transformieren.

Monologe
- Habe ich je Hass erfahren? Wenn ja, wann, wo und von wem? Was war geschehen? Welche Erfahrung ging voraus? Welches Gefühl habe ich davor erlebt?
- Wie hat es sich angefühlt, zu hassen? Habe ich Urteile über mich, wenn ich hasse?
- Wer in meiner Familie hat gehasst? Was wurde gehasst? Wie fühlt es sich an, darüber zu schreiben?

Wiederholende Fragen
- Was ist richtig daran, zu hassen?
- Was hat mein Hass mit dem Gefühl von Erniedrigung zu tun?
- Wie bestrafe ich mich für meinen Hass?

Sätze vervollständigen
- Wenn ich mir erlauben würde zu hassen …
- Hass macht mich …
- Wenn ich keinen Hass verspüren würde …

Intuition

Intuition halten einige für Eingebung, andere für innere oder auch höhere Führung. In jedem Fall entscheidet man aufgrund eines Bauchgefühls, nicht weil man etwas kritisch analysiert hat oder die Faktenlage einen dazu drängt. Die Gabe Intuition ist im Alltag hilfreich, eben weil uns nicht immer die notwendigen Informationen zur Verfügung stehen, um nach Faktenlage entscheiden zu können.

Sind Sie mit Ihrer Intuition vertraut? Haben Sie Zugang dazu? Achten Sie auf Ihre Intuition?

Monologe
- Welches Verhältnis habe ich zu meiner Intuition?
- Wann habe ich Führung in meinem Leben erfahren und wie hat sich das ausgedrückt? Wie hat sich das angefühlt, geführt zu werden? Was ist daraus entstanden?
- In welcher Form nehme ich innere Führung im Alltag wahr? Was fällt mir ein, wenn ich an Macht und Autoritäten denke? Und welche Empfindungen tauchen dabei auf?

Wiederholende Fragen
- Wo habe ich Führung in meinem Leben erfahren?
- Wie hindere ich mich daran, meine Intuition wahrzunehmen?
- Was würde mir helfen, meiner Intuition zu vertrauen?

Sätze vervollständigen
- Intuition ist für mich …
- Wenn ich heute auf meine innere Stimme hören würde …
- Wenn ich keine Angst vor Autoritäten hätte …

Körper

Der Körper empfindet und fühlt. Er ist das Organ, das uns den Kontakt mit der Umwelt und anderen Menschen ermöglicht. Wenn dieses große Sinnesorgan früher aber Botschaften empfangen musste, die sehr unangenehm, vielleicht sogar schmerzhaft oder bedrohlich waren, spalten sich viele Menschen von ihrem Körper ab. Die Bedrohung kann längst abgenommen haben, aber anstatt in den Körper zurückzukehren, bleiben sie ihm weiterhin fern, da sie ihn für bedrohlich halten. Manche glauben sogar, er hätte ihnen den erlebten Schmerz zugefügt. Sie finden Überzeugungen in sich wie: »Mein Körper ist schuld …« Besonders deutlich wird dies, wenn Menschen schwer erkranken. Vielen wird der Körper dann zum Feind, der mit allen Mitteln bekämpft werden muss: mit Medikamenten, Operationen, Bestrahlungen und so weiter.

»Die neuronale Entfremdung vom körperlichen Ich lässt sich im Gehirnscan beobachten«, schreibt Bessel van der Kolk (2017). Die Hirnareale, die für die Eigenwahrnehmung (medialer präfrontaler Kortex) und die Körperwahrnehmung (Insula) zuständig sind, sind nach van der Kolk bei Menschen mit chronischer Posttraumatischer Belastungsstörung oft geschrumpft – Körper, Geist und Gehirn haben gelernt, ihre Funktionen herunterzufahren.

Monologe
- Welche Beziehung habe ich zu meinem Körper? Wie erlebe ich mich in meinem Körper?
- Wie gehe ich mit meinem Körper um, was Nahrungsaufnahme anbelangt, chemische Substanzen, Sexualität…?
- Wenn ich mich anschaue, tue ich das mit einem liebevollen Blick, eher neutral, genervt, beschämt? Und wie ist es, wenn ich das erkenne? Was erlebe ich dabei?

Wiederholende Fragen
- Was kann ich an meinem Körper nicht leiden?
- Wie vermeide ich wahrzunehmen, was in meinem Körper vorgeht?
- Was schätze ich an meinem Körper?

Sätze vervollständigen
- Wenn ich mich mit meinem Körper wohlfühlen würde…
- Wenn ich meinen Körper akzeptieren würde…
- Wenn ich den Mut hätte, den Empfindungen in meinem Körper zu begegnen…

Krankheiten

Da wir gerade über den Körper sprechen, möchte ich nicht vergessen, auf sogenannte Krankheiten einzugehen. Zieht man in Betracht, wie sich unsere Spezies im Laufe der Evolution entwickelt hat, fällt es mir schwer zu glauben, dass körperliche Phänomene einfach nur Ausrutscher unseres Organismus, genetische Fehler oder Zufälle seien. Meiner Erfahrung nach sind es logische Folgen davon, was man erlebt hat und womit man immer noch identifiziert ist.

Wie wäre es, anstatt »Symptome« zu bekämpfen, sich ihnen zuzuwenden? Wie wäre es, sie nicht länger als Feinde zu betrachten, sondern als Anpassung an das, was Sie erlebt und wie Sie gelebt haben? Wie wäre es, in Krankheiten Alarmsignale zu sehen, die Sie – ähnlich wie Feuermelder – darauf hinweisen, dass Gefahr im Verzug ist?

Ist Ihr chronischer Kopfschmerz vielleicht seelischen Ursprungs? Rührt Ihre Anspannung vielleicht von einer unbewussten Angst her? Möchte Sie ein Hautgeschehen vielleicht darauf hinweisen, dass Ihre Haut liebevolle Berührung entbehrt hat?

Verstehen Sie dies bitte nicht als Aufruf, sinnvolle schulmedizinische Behandlung auszuschlagen. Egal aber, wofür Sie sich entscheiden: Warum das Heilschreiben nicht als Begleitung und Unterstützung nutzen? Vielleicht hält Ihre »Krankheit« Informationen für Sie bereit, die eine Transformation Ihres Lebens ermöglichen!

Monologe

- Wie lebt es sich mit diesen Symptomen? Welche körperlichen Empfindungen gehen damit einher und was passiert, wenn ich ihnen folge? Welche Gefühle und Gedanken habe ich darüber? Und was verändert sich in mir, wenn ich all das aufschreibe? Wenn ich beim Spüren bleibe: Erinnert mich dieses Erleben an etwas?
- Wie wäre es, meine »Symptome« sprechen zu lassen? Welche Perspektive hat die Krankheit auf mein Leben? Was sagt sie dazu, wie ich mit mir und meinem Leben umgehe? Wie fühlt es sich als Krankheit an, in diesem Körper das zu verrichten, was diese Symptome in mir auslösen?
- In welcher Beziehung stehe ich zu dieser Krankheit? Teile ich sie mit anderen Familienmitgliedern und fühle ich mich dadurch verbunden? Vielleicht dient die Krankheit dazu, etwas oder jemanden zu vermeiden?

Wiederholende Fragen

- Warum ist es gut, mich aufzugeben?
- Wofür ist es nützlich, meinen Körper zu verstehen?
- Wie hindere ich mich daran, auf meine Symptome zuzugehen?

Sätze vervollständigen
- Wenn ich Zuversicht hätte …
- Wenn ich keine Angst vor dem Tod hätte …
- Wenn ich mich in dieser Phase getragen fühlen würde …

Lebensfreude

Viele Menschen wagen es nicht, glücklich zu sein. Sie glauben, damit Menschen zu verletzen, denen es nicht so gut geht, und fühlen sich deswegen schuldig. Gerade Kinder können in einem Umfeld von Leid schwer glücklich sein.

Lebensfreude wird in uns entfacht, wenn andere sich über uns freuen, wenn wir erleben, dass wir unseren Eltern kostbar, dass wir ein Geschenk für sie sind.

Ich bin der festen Überzeugung, dass Lebensfreude ein menschlicher Grundzustand ist. Wenn Sie keine oder wenig Lebensfreude empfinden, dann hat das eine Ursache. Fragen, mit denen Sie das erforschen können, lauten:

Monolog
- Wann habe ich zum letzten Mal Lebensfreude erfahren? Was war der Anlass? Wie hat sich das angefühlt? Wo in meinem Körper habe ich das erlebt? Und wie war das für mich? Welche Gedanken und Reaktionen haben sich eingestellt? Wie bin ich damit umgegangen?
- Wie haben meine Eltern ihre Lebensfreude ausgedrückt? Und wie sind sie mit allen Ausdrucksformen meiner Lebensfreude umgegangen?
- In welchem Klima von Lebensfreude bin ich aufgewachsen? Wer waren die »Luftballons«, wer die »Bleigewichte« in meiner Familie? Und wie ist es, mich daran zu erinnern? Welches Erleben entfacht das in mir?

Wiederholende Fragen
- Was ist gut daran, meine Lebensfreude zu unterdrücken?
- Was tue ich dafür, meine Lebensfreude nicht zu leben?
- Wie erfahre ich Lebensfreude?

Sätze vervollständigen
- Würde ich Lebensfreude empfinden …
- Wenn ich mir erlauben würde, Lebensfreude zu fühlen …
- Wenn ich Lebensfreude genießen könnte …

Lebenssinn

Die Fragen nach dem Lebenssinn stellen Menschen viel zu selten. Dabei ist bekannt, dass Menschen vor dem Sterben vieles bereuen. Sie merken erst dann, was eigentlich wichtig gewesen wäre. Zu spät, um das Ruder herumzureißen. Besser keine Zeit verschwenden. Warum so lange warten, sich darüber klar zu werden, was Ihnen wichtig ist? Stellen Sie sich die Fragen heute: Warum bin ich auf diesem Planeten? Ist es reiner Zufall? Fühle ich mich für etwas bestimmt? Möchte ich meiner Existenz selbst einen Sinn geben? Oder warte ich lieber darauf, dass die Eingebung von außen kommt?

Monolog
- Was ist der Sinn meines Lebens?
- Wo in dieser Welt habe ich meinen Platz? Was empfinde ich als meine Aufgabe?
- Wenn ich vom Sterbebett auf mein Leben zurückschaue, was möchte ich über mich sagen können? Wenn mein Leben in einem Satz zusammengefasst werden könnte, was soll auf meinem Grabstein geschrieben stehen?

Wiederholende Fragen
- Was ist mir wichtig im Leben?
- Woran möchte ich mich am Ende meines Lebens gerne erinnern?
- Was gibt meinem Leben Sinn?

Sätze vervollständigen
- Wenn mein Leben einen Sinn hätte…
- Wenn ich den Sinn meines Lebens erfüllt hätte…
- Hätte sich jemand über meine Existenz gefreut…

Leere

Leere kann sich gefühlt in Brust und Bauch niederschlagen. Sie kann sich als Unsicherheit äußern, in Zuständen von »Ich hab keine Ahnung« oder als Bild: Dunkelheit, Nichts, allein sein. Leere wird oft als unangenehm oder beängstigend erfahren. Sie wird jedoch häufig mit Gefühllosigkeit und Depression verwechselt. Dieses Nicht-Wissen scheint in einer leistungsorientierten Welt keinen Platz zu haben. Wir glauben, immer etwas tun und Leere sofort füllen zu müssen. Selbst Freizeit und Entspannung verordnen wir uns, sie werden zu Punkten auf unserer To-do-Liste.

Wer Transformation erfahren will, muss zumindest einen Moment der Leere durchleben. Sie ist der Nährboden, aus dem heraus das gänzlich Neue überhaupt entstehen kann. Stellen Sie sich eine Schultafel vor, die vollgeschrieben ist mit Sätzen, die mit »Ich bin…«, »Ich habe…«, »Ich tue…« beginnen. Einen neuen Satz darüberzuschreiben wird wenig hilfreich sein. Erst wenn wir die Tafel löschen, können neue Worte ankommen.

Monologe
- In welchen Momenten erfahre ich Leere? Wie gehe ich mit ihr um?
- Was hält mich davon ab, mich in sie hineinzubegeben? Was glaube

ich, das mich in dieser Leere erwartet? Wie wäre es, darin zu verweilen?
- Und wie ist es, jetzt darüber zu schreiben?

Wiederholende Fragen
- Wie erlebe ich Leere?
- Wie stelle ich sicher, keine Leere zu erfahren?
- Was passiert, wenn ich jetzt nichts tue?

Sätze vervollständigen
- Wenn ich mich auf die Leere einlassen würde …
- Wenn ich Weisheit aus der Leere schöpfen könnte …
- Wenn Leere mein Grundzustand wäre …

Liebe

Egal, wie viele Wälzer über die Liebe auch geschrieben werden, wir werden sie nie ganz erfassen. Liebe entzieht sich unserer Logik. Wir erfahren sie nicht, indem wir über sie lesen oder nachdenken. Auch Liebe zu fühlen reicht nicht. Sie ist mehr als das. Sie ist auch eine Haltung. Nicht zuletzt sind mit Liebe viele andere Themen eng verknüpft: Vertrauen, Verletzlichkeit, Offenheit, Mut, Autonomie …

Im Idealfall erlebten Sie Liebe bereits während der Zeugung. Wer in Liebe ausgetragen und erzogen wurde, wird sich für alle Herausforderungen des Lebens gestärkt und geschützt fühlen. Liebe ist Halt, Geborgenheit, Sicherheit, aufgehoben sein, angenommen werden, sich richtig fühlen – sie ist ein Gerüst, auf dem wir aufbauen können.

Von Robert Musil stammt der Satz »Wer sich selbst nicht auf die rechte Art liebt, kann auch andere nicht lieben«. Um sich selbst lieben zu können, ist es jedoch wichtig zu entdecken, welche Erfahrungen und Überzeugungen über Liebe in Ihnen wohnen. Was haben

Sie erlebt, das Ihre Liebesfähigkeit blockiert? Mit welchen Erfahrungen haben Sie Liebe verknüpft? Wie spielen Ihre gesunden kindlichen narzisstischen Liebesanteile mit den enttäuschten zusammen? Und welche Rolle spielen Sie als Erwachsener darin?

Um sich auf diese Schreibübung einzustimmen, können Sie eine Hand auf Ihr Herzzentrum legen und sich bewusst dafür öffnen, mit seinen Botschaften in Kontakt zu kommen.

Monologe
- Wie ist mein Verhältnis zu Liebe?
- Auf welche Weise erlebe ich Liebe als einen Verbündeten in meinem Leben?
- Wie ist in meiner Kindheit mit meiner Liebe umgegangen worden? Fand sie ein Echo? Wurde sie gefordert, gefördert, abgewiesen? Was haben mir meine Eltern in Sachen Liebe vorgelebt?

Wiederholende Fragen
- Wie schütze ich mich davor, die Abwesenheit von Liebe zu fühlen?
- Was hat mich in Herzensangelegenheiten verletzt?
- Wie hat es sich angefühlt, mein Herz zu öffnen?

Sätze vervollständigen
- Wenn ich mein Herz wirklich öffnen würde…
- Wenn ich Verletzlichkeit als Kraft ansehen könnte…
- Wenn ich mich für mich selbst öffnen würde…

Perfektion

Perfektion wird in unserer Gesellschaft großgeschrieben. Das Thema klingt besonders bei der Arbeit an: Effizienz, Präzision, Vollkommenheit. Auch Werbung gaukelt uns vor, dass Perfektion in der Regel etwas anderes ist, als was wir sind und was wir haben. Perfektion bedeutet schlank, muskulös, mit makelloser Haut. Auch in der oft zitierten »Selbstoptimierung« klingt die Idee an, perfekt werden, also einen Zustand erreichen zu können, der von dem, wie man im Moment ist, aber noch weit entfernt liegt.

Alle tun so, als wüssten sie genau, was Perfektion ist. Und als bestehe Einigkeit darüber. Aber ist das wirklich so? Sind wir perfekt, wenn wir makellos sind, reine Haut haben, einen muskulösen Körper, wenn wir in harmonischen Beziehungen leben, erfolgreiche Kinder in die Welt setzen und keine Probleme haben?

In der Praxis erlebe ich, wie sehr die Überzeugung, Perfektion sei ein Zustand, den man erlangen könne und müsse, Menschen unter Druck setzt. Dieser Druck ist im besten Fall Antrieb, aber sehr oft erzeugt er Stress und nicht selten sogar Angst- und Panikzustände bis hin zu so tiefer Scham, nicht perfekt zu sein, dass man denkt, es sei besser, sein Leben zu beenden.

Werner Erhard sprach in dem von ihm entwickelten EST-Training über Perfektion, eine Definition, die ich bis heute nicht vergessen habe: »Perfektion ist ein Zustand, in dem die Dinge so sind, wie sie sind, und nicht so sind, wie sie nicht sind. Wie du siehst: Das Universum ist perfekt.«

Monolog
- Welche Rolle spielt Perfektion in meinem Leben? Wo glaube ich, perfekt sein zu müssen, und wo bin ich es nicht? Was erlebe ich, wenn ich perfekt bin? Und was machen diese Vorstellungen mit meinen Beziehungen zu anderen?
- Wie habe ich Perfektion als Kind erlebt? Welche Rolle spielte sie in meiner Beziehung zu meinen Eltern?
- In welcher Beziehung stehen meine Eltern zum Thema Perfektion? Und welche Rolle spielen Liebe und Selbstliebe dabei?

Wiederholende Fragen
- Auf welche Weise halte ich mich für nicht perfekt?
- Was bringt es mir, einen Zustand der Perfektion anzustreben?
- Wie erlebe ich Perfektion?

Sätze vervollständigen
- Perfektion ist für mich ...
- Wenn ich nicht so perfekt wäre ...
- Wenn ich mit der/dem einverstanden wäre, die/der ich bin ...

Scham

Scham ist meiner Erfahrung nach der am meisten missverstandene psychobiologische Prozess: Rot werden, schwitzen, Herzrasen, Enge im Brustkorb, Schultern nach vorn rollen – toxische Scham verändert die Körperhaltung dauerhaft. Und sie ist eine zentrale Blockade auf dem Weg zur Heilung, weil Scham es unmöglich macht, mit anderen Menschen in einer nährenden Verbindung zu bleiben. Man blickt zu Boden, zieht sich zurück und verhindert damit die notwendige korrigierende Erfahrung durch andere.

Gehen Sie auf die Spur der Scham, finden Sie sie in Selbstkritik und Selbstverurteilung, in Formen der Depression, in Suchtverhalten sowie Essstörungen. Bekannte Beispiele wie der Tod des Torwarts Robert Enke zeigen, dass Scham zu so tiefer Verzweiflung führen kann, dass Suizid manchmal der einzige Ausweg zu sein scheint. Toxische Scham ist ein vernichtendes »Gefühl«. Weil sie unser Erleben so schwerwiegend beeinflusst, entwickeln wir Strategien, um sie besser auszuhalten.

Wenn sich kleine Kinder schämen, verdecken sie ihr Gesicht mit den Händen, in der Hoffnung, nicht mehr gesehen zu werden. Nicht da sein wollen, nicht gesehen werden wollen, vom Boden verschlungen werden sind typische Schamreaktionen. In Japan hat diese Art des Rückzugs von Erwachsenen sogar einen Namen: Hikikomori. Weil sich junge Erwachsene von den Erwartungen überfordert fühlen, verlassen sie nicht mehr die Wohnung. Öffentliche Schätzungen gehen davon aus, dass von den 127 Millionen Japanern etwa 50000 betroffen sind. Einer Internetumfrage des Fernsehsenders NHK im Jahre 2013 zufolge leiden jedoch 1,6 Millionen Japaner darunter. (Konishi 2013)

Aber auch der Rückzug hat viele Gesichter. Stellt der Suizid das Ende des Spektrums dar, so steht an seinem Anfang der Kontaktabbruch, erkenntlich daran, dass Betroffene im Moment der Beschämung die Augen niederschlagen, den Kopf senken oder sich physisch wegdrehen. Alternativ zum Rückzug können sie besonders freundlich werden, dem Gegenüber Komplimente machen, Witze reißen, Dinge überspielen, sich verbrüdern, kurz: Sie biedern sich an, in der Hoffnung, so die Gunst des anderen zu gewinnen.

Nicht weniger beliebt ist es, die eigene Scham auf andere abzuwälzen. Beschämen und beleidigen, erniedrigen oder andere vernichten hilft dabei, die eigene Scham nicht spüren zu müssen. Umgangssprachlich kennen wir das als Schlammschlacht. Wir erleben sie bei Trennungen von Paaren oder in der Politik. Besonders der amerikanische Wahlkampf ist dafür »vorbildhaft«. Nachmittagsshows im Fernsehen sind darauf angelegt, dass Menschen miteinander darin wetteifern, wer das Gegenüber am schlimmsten beleidigt. Und Millionen ergötzen sich daran.

Beschäftigen Sie sich mit Ihrer eigenen Scham. Sie werden sehen, wie schnell sich das auszahlt. Meine entsprechenden Seminare verlassen die Teilnehmer immer sehr erleichtert. Nicht weil sie sich an einem Wochenende von ihren toxischen Gefühlen befreien können. Verstehen sie aber ihre Dynamik, entdecken sie die Auslöser der Scham und erforschen sie die Folgen für das eigene Leben, wird es sehr viel einfacher, diese automatisierten Reaktionen nach und nach abzulegen.

Monologe
- Wofür schäme ich mich? Warum schäme ich mich dafür? Ist diese Scham heute noch angemessen?
- Wofür haben sich meine Eltern geschämt? Welche Themen, Handlungen, Situationen und Begebenheiten waren in meiner Kindheit schambehaftet? Und wie sind meine Eltern mit Scham umgegangen?
- Wie würde mein Leben ohne Schamgefühle aussehen?

Wiederholende Fragen
- Wofür schäme ich mich?
- Wie gehe ich mit meinen schambesetzten Aspekten um?
- Wofür habe ich Mitgefühl mit mir?

Sätze vervollständigen
- Ich erkenne meine Scham in ...
- Wenn ich mich nicht schämen würde ...
- Wenn ich mich akzeptieren könnte, wie ich bin ...

Schuldgefühle

Menschen fühlen sich für alles Mögliche schuldig. Ich habe schon Klienten begleitet, die hinter ihren Symptomen die Überzeugung entdeckten, dass sie sich für ihre Lebenskraft schuldig fühlen, für ihre Lebendigkeit, für ein freudiges Am-Leben-Sein. Diese Überzeugungen entstanden, weil sie mit traumatisierten Eltern aufgewachsen sind, die kraftvolle Kinder schlichtweg nicht aushalten konnten. Lebendigkeit, Schreien und Freude riefen emotionale Erinnerungen in ihnen wach: ihr eigenes Schreien als Kind, das nicht erhört wurde. Die Lebendigkeit, die in den Luftschutzbunkern unterdrückt werden musste. Die Freude, die ein Leben lang gefehlt hat.

Wer mit labilen Eltern aufwächst, die mit ihrem Leben nicht zurechtkommen, fühlt sich vielleicht verpflichtet, für sie da zu sein. Die Rollen werden somit vertauscht: Kinder müssen viel zu früh erwachsen werden, können diese Rolle aber nie ausfüllen. Jeder Schritt in das eigene Leben ist begleitet von Schuldgefühlen.

Man kann sich auch schuldig dafür fühlen, erfolgreich zu sein, wenn die Eltern und Großeltern in Armut gelebt haben. Manche Menschen fühlen sich sogar schuldig, überhaupt am Leben zu sein.

Monologe
- Wofür fühle ich mich schuldig? Und warum fühle ich mich schuldig dafür? Was empfinde ich beim Schreiben darüber?
- Welche Rolle haben Schuldgefühle in meiner Kindheit gespielt?
- Wie sähe mein Leben ohne Schuldgefühle aus?

Wiederholende Fragen
- Wofür fühle ich mich schuldig?
- Was ist richtig daran, mich schuldig zu fühlen?
- Was macht mich in diesem Zusammenhang wütend?

Sätze vervollständigen
- Ich fühle mich schuldig, weil …
- Wenn meine Existenz ein Glück für die Welt wäre …
- Wenn ich mit meinem Lebensplan in Einklang wäre …

Selbstannahme

Vielen Menschen fällt es schwer, sich so anzunehmen, wie sie sind. Das treibt allerlei Blüten: Selbstzweifel, mangelndes Selbstvertrauen, Selbstkritik, Selbstabwertung, Selbsthass. Dieses Kontinuum nimmt seinen Anfang in der Identifikation mit den Beschämungen durch wichtige Erziehungspersonen: »Du bist faul!«, »Du lernst es nie!«, »Nicht mal das kriegst du hin!«.

Eine verbreitete und in unserer Gesellschaft hoch angesehene Strategie, mit chronischen Erniedrigungen dieser Art umzugehen, ist, sich durch Leistungsdruck Anerkennung zu »erarbeiten«. Doch Erfolg und Reichtum kommen nicht an, solange Sie in der Tiefe mit der Selbstablehnung identifiziert bleiben. Sie rennen wie ein Esel hinter der Karotte her, die immer unerreichbar bleibt.

Monologe
- Wie sehr nehme ich mich selbst an?
- Was würde ich anderen nie von mir offenbaren?
- Wie ist mit mir als Kind umgegangen worden? Welche Urteile habe ich als Kind immer wieder über mich gehört? Wie spiegeln sich diese Urteile in meinem Leben heute wider?

Wiederholende Fragen
- Wofür kritisiere ich mich immer wieder?
- Auf welche Art werte ich mich immer wieder selbst ab?
- Was erlebe ich, wenn ich mich angenommen fühle?

Sätze vervollständigen
- Selbstannahme bedeutet für mich…
- Wenn ich mich annehmen würde, wie ich bin…
- Wenn ich mich angenommen fühlen würde…

Selbstausdruck

Jeder Mensch ist einzigartig. Sie kommen mit bestimmten Anlagen und Fähigkeiten zur Welt. Diese entwickeln Sie abhängig davon, was davon wie gesehen, gefördert oder abgelehnt wurde. Besonders Kinder sind hier auf positive Rückmeldung angewiesen, um überhaupt ein Selbstbild entwickeln zu können.

Leider versuchen Eltern nicht selten, in ihren Kindern das zu verwirklichen, was ihnen selbst vorenthalten war. Berühmte Vorbilder aus der Popmusik sind Michael Jackson oder Britney Spears. Sie wurden nicht nur gefördert, sondern regelrecht auf Erfolg getrimmt.

Es gibt noch eine weitere Form des narzisstischen Missbrauchs: wenn Eltern ihren Kindern Vorwürfe machen, nachdem ihnen Schlimmes widerfahren ist, weil es einen Schatten auf das Image der Familie werfen könnte. In beiden Fällen entwickeln Kinder das Gefühl, dass sie nicht sein dürfen, wer sie sind, dass sie anders sein, sich nach den Vorstellungen der Eltern verbiegen müssen. Das bleibt nicht ohne Folgen.

Monologe
- Zeige ich mich, wie ich wirklich bin? Oder verstelle ich mich? Weiß ich selbst, wer ich bin? Oder mache ich sogar mir etwas vor?
- Wann wurde mein Selbstausdruck missbraucht?
- In welchem Zusammenhang habe ich mich gezeigt und eine gute Erfahrung damit gemacht?

Wiederholende Fragen
- Wie will ich gerne gesehen werden?
- Womit versuche ich, andere zu beeindrucken?
- Was halte ich an mir für einzigartig?

Sätze vervollständigen
- Wenn jemand wüsste, wer ich wirklich bin …
- Wenn ich mal einen Tag lang nur ich selbst wäre …
- Wenn ich tun würde, was ich wirklich wollte …

Selbstbewusstsein

Selbstbewusstsein heißt, sich selbst als kompetent zu erleben und die grundlegenden Herausforderungen des Lebens zu bewältigen. Es gehört auch das Gefühl dazu, des Glückes würdig zu sein. Selbstbewusstsein ist ein Vertrauen in unsere Selbstwirksamkeit, in unsere Fähigkeit zu lernen, die richtigen Entscheidungen zu treffen und Veränderungen willkommen zu heißen. Nicht zuletzt schließt Selbstbewusstsein ein, dass Erfolg, Erfüllung und Glück ein natürliches Geburtsrecht für jedermann darstellen. Es ist offensichtlich, wie wichtig dieses Selbstbewusstsein ist – und ebenso, welche Gefahren es nach sich zieht, wenn es fehlt.

Monologe
- Wann habe ich mich das letzte Mal wertgeschätzt? Wann habe ich das Gefühl gehabt, jemandem etwas zu bedeuten? Wann habe ich mich mit mir selbst gut gefühlt? Und wie ging es mir dabei? Was passiert jetzt in meinem Körper, in meinen Gefühlen, wenn ich mich daran erinnere?
- Für welche Aspekte von mir habe ich als Kind Unterstützung und Lob erfahren? Für welche Aspekte bin ich kritisiert oder gar bestraft worden?
- Wie viel Selbstbewusstsein hatten meine Eltern? Was ist mir über Selbstbewusstsein vorgelebt und beigebracht worden?

Wiederholende Fragen
- Worin halte ich mich unzulänglich?
- Worauf bin ich stolz?
- Was erlebe ich, wenn ich mich selbst wertschätze?

Sätze vervollständigen
- Wenn ich mir selbst vertrauen würde …
- Wenn ich in meiner Kraft wäre …

- Wenn ich geworden wäre, was meine Eltern sich für mich wünschten …

Sexualität

Weil Sexualität in den menschlichen Instinkten angelegt ist, gehen viele Menschen davon aus, dass sie doch ganz einfach sein müsste. Dabei zählt Sexualität zu den herausforderndsten Erfahrungen des Menschseins. Damit Sexualität für alle Beteiligten zu einer genussvollen Erfahrung wird, müssen viele Fähigkeiten und Gefühlsqualitäten entwickelt werden: sich willkommen und angenommen fühlen, Nähe wollen und genießen können, Nähe annehmen können, die eigenen Bedürfnisse verstehen, erkennen und ausdrücken können, sich auf das Gegenüber einstellen können, ohne sich selbst zu verlieren, Liebe und Sexualität in einer Person vereinen können … Kein Wunder, dass so viel Verwirrung zu diesem Thema existiert und so viele unhaltbare Theorien darüber im Umlauf sind. Da Sexualität den Menschen in seinen empfindlichsten Gefühlszuständen trifft, ist es leicht, ihn darüber zu verführen und Macht über ihn zu erlangen – was sich Institutionen wie die Kirche seit Jahrhunderten zunutze machen.

Fachlich gesehen ist »Sexualität … auf das genetische Material bezogen und ursprünglich ein Verfahren zur individuellen Bereicherung und Ergänzung, also der gegenseitigen Vervollkommnung, dem die Vermehrung nachgeordnet ist oder gar weichen muss«, schreiben Wolfgang Wickler und Uta Seibt (1998, S. 37). Was bedeutet Sexualität in Ihrem Leben?

Monologe

- Wie sieht die wildeste Fantasie aus, die ich über Sex haben könnte? Wie würde es sich anfühlen, sie sich zu erfüllen? Welche negativen Folgen erwarte ich? Was glaube ich, würde mein Partner über mich denken, wenn ich ihm davon erzählen würde?
- Was steht mir im Weg, meine Erotik und Leidenschaft auszuleben?
- Welche Rolle spielte Sexualität im Hause meiner Kindheit? Welche Bilder und Urteile über Sexualität habe ich davon mitgenommen? Und welche Beziehung habe ich heute zu Sexualität im Allgemeinen und zu meiner eigenen?

Wiederholende Fragen

- Wie hindere ich mich daran, meine Sexualität zu genießen?
- Was brauche ich, um meine Sexualität zu leben?
- Was fühlt sich an Sexualität gut an?

Sätze vervollständigen

- Sexualität ist für mich …
- Wenn ich mich mit meiner Sexualität anfreunden könnte …
- Wenn ich wirklich ausleben würde, wonach ich mich sehne …

Spiritualität

Die einen glauben nur das, was sie sehen und anfassen oder zumindest erklären können. Andere leben ständig in Sphären fern der irdischen Realität. Beide Lebensentwürfe scheinen ihre Vorteile zu haben. Da aber weder das eine noch das andere als Realität beweisbar ist, müssen wir auf unsere Erfahrung zurückgreifen: Was ist Spiritualität für mich?

Viele Menschen nehmen an, dass sie Spiritualität irgendwo suchen müssten, dass sie irgendwo hingehen müssten, um sie zu erfahren, dass sie etwas Bestimmtes tun müssten. Sie suchen nach anderen Räumen oder Erfahrungen. Was, wenn Spiritualität aber nicht etwas ist, wo man hingelangt, sondern wenn sie im Hier und Jetzt anwesend wäre? Ja, wenn unsere bloße Existenz bereits spirituell wäre? Wie würde das Ihren Blick auf dieses Thema, auf den Alltag und Ihr Erleben beeinflussen?

Monologe
- Was ist Spiritualität? Welche Vorstellungen und Urteile habe ich darüber?
- Welchen Bezug habe ich zu Spiritualität? Welche Erfahrungen habe ich mit Spiritualität gemacht?
- Wie spirituell sind oder waren meine Eltern? Was ist mir über Spiritualität beigebracht worden? Und wie spiegelt sich das in meinem Leben heute wider?

Wiederholende Fragen
- Wie erlebe ich mein inneres Feld?
- Wie hindere ich mich daran, den Reichtum meiner inneren Erfahrung wahrzunehmen?
- Was passiert, wenn ich jetzt nichts tue?

Sätze vervollständigen
- Spiritualität ist für mich …
- Wenn es mehr gäbe, als ich sehe, höre und anfassen kann …
- Wenn ich mich für Spiritualität öffnen würde …

Tod

Der Tod ist allgegenwärtig und doch tun viele Menschen so, als gäbe es ihn nicht. Diese »Schizophrenie« bleibt nicht ohne Folgen. Diese Menschen arbeiten, häufen an, konzentrieren sich auf materielle

Dinge, ihre emotionale und spirituelle Entwicklung nehmen sie sich für ein Alter vor, von dem sie gar nicht wissen, ob sie es je erleben werden.

Als ich Mitte der 1980er-Jahre begann, HIV-positive Menschen therapeutisch zu begleiten, und die Überlebenschancen noch schlecht standen, bat ich sie, ihre Beerdigung zu malen, um der Angst vor dem drohenden Tod zu begegnen. Anschließend sprachen wir über die Bilder in der Gruppe. Schnell wurde klar, dass die Vorstellungen vom Tod und der eigenen Beerdigung oft ein Spiegel für das eigene Lebensgefühl sind. Wie sehr hängen Sie an Ihrem Leben? Ist es Ihnen wertvoll? Sind Sie bereit zu sterben?

Monologe
- Welche Vorstellungen habe ich von dem, was nach dem Tod auf mich wartet? Komme ich in ein Paradies? Wird mich Leere umgeben? Werde ich von geliebten Menschen empfangen?
- Welche Erfahrungen habe ich mit dem Tod bereits gemacht? Wie fühlt es sich an, jetzt darüber zu schreiben?
- Welche Beziehung habe ich zum Tod? Macht er mir Angst? Ist er mir eine selige Aussicht?

Wiederholende Fragen
- Was ist mir am Leben wichtig?
- Was macht mir am Totsein Angst?
- Was möchte ich noch erleben, bevor ich sterbe?

Sätze vervollständigen
- Eine geliebte Person zu verlieren ist für mich…
- Meinen eigenen Tod stelle ich mir vor als…
- Wenn ich sterbe, möchte ich zurückschauen auf…

Transformation

Wenn Sie etwas nicht nur ein bisschen, sondern radikal ändern wollen, müssen Sie sich auf Transformation einlassen. Wenn bereits Veränderung viele Menschen ängstigt, dann legt Transformation ein Vergrößerungsglas auf die Themen »Vertrauen«, »Sicherheit« und »innerer Halt«. Es heißt, das Vertraute loszulassen und in einer Haltung der Offenheit durch die Leere zu gehen, die einen erwartet, wenn man das Alte hinter sich lässt, bevor man dem Neuen begegnet. Leere ist der Nährboden, aus dem heraus das Neue überhaupt erst entstehen kann. Wenn das Neue aus dem Alten entstünde, wenn Sie bereits wüssten, wie das Neue aussehen, wie es sich anfühlen und wie es sein wird, dann wäre es nicht wirklich neu.

Das Vertraute loszulassen bedeutet, es zu verabschieden. Abschied löst Trauer, Wut, vielleicht sogar Hilflosigkeit aus. Diese Gefühle gehören dazu. Sie müssen ihren Platz bekommen. Das Neue kann verunsichern. Ihm zu begegnen erfordert die Bereitschaft, sich einzulassen, das Neue zu erkunden und die ganze Bandbreite der Gefühle zu erleben.

Monologe
- Welche Transformation steht an? Welcher Schmetterling will ich werden?
- Wie geht es mir bei der Vorstellung, das Alte gänzlich hinter mir zu lassen?
- Was erwarte ich, wie es sich anfühlen würde, wenn ich das Neue schon erreicht hätte? Was würde sich an meinem Leben und an meinem Erleben ändern?

Wiederholende Fragen
- Was ist während dieser Phase schwierig für mich?
- Was hilft mir in dieser Phase, mich zurechtzufinden?
- Was brauche ich, um mir in dieser Phase Offenheit zu bewahren?

Sätze vervollständigen
- Transformation ist für mich …
- Wenn ich keine Angst hätte, in das Neue hineinzugehen …
- Meine Fähigkeit für Wachstum …

Unruhe

Wie zu Beginn dieses Kapitels bereits als Beispiel angeführt, ist die Unruhe ein wichtiges Thema, das sich zu untersuchen lohnt. Sie wohnt in vielen Menschen, wird jedoch nur selten wahrgenommen. Viele kennen sie von Anbeginn ihrer Existenz, sie war schon so früh da, dass sie für ein selbstverständliches Lebensgefühl gehalten wird. Oft wird sie nicht mal als Unruhe erkannt.

Unruhe ist nicht selten die Ursache dafür, uns anzutreiben und unser Leben zu füllen: mit Arbeit, mit Freizeit, mit sozialen Netzwerken, mit Pornografie, mit Essen und vielem anderen. Alles ist recht, um die Unruhe nicht spüren zu müssen. Ein anderer Versuch, ihrer Herr zu werden, könnte sein, Entspannungsmethoden anzuwenden. Und ja, sie wirken. Zumindest für Stunden. Doch dann taucht die Unruhe wieder auf, erfordert weitere Aktionen, zum Beispiel Alkohol zu konsumieren oder Medikamente einzunehmen.

Statt zu versuchen, vor der Unruhe wegzulaufen, sie zu bekämpfen oder zu verändern, können Sie sie stattdessen näher in Augenschein nehmen. Nicht selten beruhigt sie sich schon allein dadurch. Damit ein stabiler Zustand der Gelassenheit daraus werden kann, ist es jedoch nötig, nach ihrer Quelle zu forschen: Woraus nährt sich die Unruhe?

Monologe
- Wenn ich jetzt meine Achtsamkeit nach innen lenke, wo nehme ich Unruhe wahr? An welcher Stelle meines Körpers empfinde ich sie? Was würde passieren, wenn ich mich davon erfassen

ließe, ganz so, als tauchte ich komplett darin ein und nähme die Unruhe mit dem ganzen Leib wahr, anstatt sie weiterhin einzudämmen?
- Welchen Halt habe ich als Kind erfahren, wenn ich Angst hatte?
- Wie ruhig oder aufgeregt habe ich meine Eltern in Erinnerung beziehungsweise jene Menschen, die an meiner Erziehung maßgeblich beteiligt waren? Wie sind sie mit ihrer Unruhe und mit Ängsten umgegangen? Wie ist es, jetzt über all das zu schreiben?

Wiederholende Fragen
- Wie vermeide ich die Erfahrung von Unruhe?
- Was an dieser Unruhe ist mir unangenehm?
- Was fällt mir zu dieser Unruhe ein?

Sätze vervollständigen
- Unruhe ist für mich …
- Wenn ich mich der Unruhe zuwenden könnte …
- Wäre ich ruhig und gelassen …

Verantwortung

Verantwortung bedeutet, das Leben selbst in die Hand zu nehmen, anstatt weiterhin darauf zu warten oder zu erwarten, dass andere das für einen übernehmen. Friedrich Nietzsche schreibt dazu: »Sobald man nicht mehr an Gott und an die Bestimmung für ein Jenseits glaubt, wird der Mensch verantwortlich für alles Lebendige.« (Nietzsche 2011, S. 546)

Kinder können die Dimensionen ihres Handelns noch nicht überschauen. Sie werden deshalb auch vor dem Gesetz als nicht schuldfähig angesehen. Keine Verantwortung übernehmen zu müssen ist also ein Zustand, der für Kinder eine Selbstverständlichkeit darstellt. Dennoch fällt es uns als Erwachsenen noch schwer, in bestimmten

Bereichen Verantwortung zu übernehmen. Deshalb ist die Beschäftigung mit der Verantwortung eine gute Gelegenheit, zu erforschen, in welchen Zusammenhängen Sie noch in einer kindlichen Erwartung verharren und es sich damit selbst unmöglich machen oder zumindest erschweren, das eigene Leben zu lenken.

Monologe
- Wie erlebe ich Verantwortung? Ist sie eine Last oder ein Geschenk? Welche Bilder verbinde ich mit Verantwortung?
- Was haben mir meine Eltern in Sachen Verantwortung vorgelebt?
- In welchem Bereich habe ich viel zu früh Verantwortung übernehmen müssen?

Wiederholende Fragen
- Wofür mache ich andere in meinem Leben verantwortlich?
- Wann fühlt sich Verantwortung wie eine Last an?
- In welchen Situationen fühlt es sich gut an, Verantwortung zu übernehmen?

Sätze vervollständigen
- Wenn ich mehr Verantwortung übernehmen würde ...
- Wenn ich mir sicher wäre, dass ich mein Leben selbst gestalte ...
- Wenn Verantwortung eine Chance wäre ...

Verletzlichkeit

Verletzlichkeit ist das Tor zu Intimität, um man selbst sein zu können, um wahr sein zu können. Damit das passieren kann, müssen Sie die Bereitschaft aufbringen, für das verletzlich zu sein, was ist. Verletzlich zu sein heißt, alle Schutzmechanismen aufzugeben. Das erfordert Mut und Vertrauen. Es schließt sich die Frage an: Warum schützen Sie sich eigentlich? Was glauben Sie, würde passieren, wenn Sie sich erlauben würden, verletzlich zu sein?

Monologe
- Welche Erfahrungen habe ich mit Verletzlichkeit gemacht? Gibt es eine konkrete Situation? Was gehörte noch dazu? Wie habe ich mich gefühlt?
- Wie schütze ich meine Verletzlichkeit? Welche Strategien wende ich an, um meine Verletzlichkeit zu schützen?
- Wie würde ich mich fühlen, wenn ich mich nicht schützen müsste? Wenn ich mich sicher fühlen würde? Wenn ich sicher wäre, dass mir ein Angriff nicht schaden kann?

Wiederholende Fragen
- Wie vermeide ich, mich verletzlich zu zeigen?
- Was ist meine größte Angst vor Verletzlichkeit?
- Wie erlebe ich Verletzlichkeit?

Sätze vervollständigen
- Am meisten verletzt mich …
- Wenn ich verletzt bin …
- Wenn es sicher wäre, mich verletzlich zu zeigen …

Verlust

Verlust, Tod und Abschied sind wesentliche Themen des Lebens. Ob es ums Altern geht, um Trennungen oder andere Formen der Vergänglichkeit: Diese Themen begegnen uns täglich. Viele erleben sie als unangenehm, sie sind fast unweigerlich mit Schmerz verbunden. Leider lehrt uns nur das Leben, damit zurechtzukommen. Aber wie? Und dann gibt es noch die andere Seite: Auf jeden Abschied folgt ein Neubeginn. Hermann Hesse besingt ihn in seinem Gedicht »Stufen«

so wunderbar: »Und jedem Anfang wohnt ein Zauber inne/Der uns beschützt und der uns hilft, zu leben…« Hesse geht noch weiter und behauptet: »Nur wer bereit zu Aufbruch ist und Reise/Mag lähmender Gewöhnung sich entraffen.« (Hesse 1986)

Wie erleben Sie Verlust?

Monologe
- Was löst Verlust in mir aus? Wenn ich mich an den Verlust eines wichtigen Menschen oder Tieres erinnere, wie geht es mir dann? Wie gehe ich heute mit Verlust um?
- Wie ist in meiner Kindheit mit Verlusten umgegangen worden? Was haben mir meine Eltern vorgelebt und was davon finde ich heute noch in meinem Leben wieder?
- Wenn ich Verlust mit den Augen Hermann Hesses betrachte, wie würde ich ihn dann erleben?

Wiederholende Fragen
- Was ist richtig daran, Verlust nicht wahrzunehmen?
- Welches Gefühl oder welche Empfindungen stehen mit Verlust im Zusammenhang?
- Was brauche ich, um Verlust anzuerkennen?

Sätze vervollständigen
- Verlust ist für mich…
- Wenn ich mich dem Verlust stelle…
- Wenn ich Verlust als Raum für Neues betrachte…

Vertrauen

Vertrauen hat viele Ebenen: Es ist einer der vielen Kleber, der Beziehungen zusammenhält, stört oder bricht – allen voran die Beziehung zu sich selbst. Aber natürlich auch die Beziehung zu anderen, zur Welt, zur Natur, zu Tieren, zu Gegenständen, zu Spiritualität oder Religion. Erforschen Sie, in welchen Bereichen Ihres Lebens Vertrauen eine Rolle spielt, und gehen Sie ihr dort nach. Hier einige Fragen, die Ihnen helfen könnten:

Monologe
- Wem vertrauen Sie? Und wenn Sie Vertrauen spüren, was macht das mit Ihnen? Wie nehmen Sie wahr, dass Sie vertrauen, beziehungsweise woran erkennen Sie das? Wie wissen Sie, wem Sie vertrauen können und wem nicht?
- Welche Art von Vertrauen haben Sie in Ihrer Kindheit erfahren? Gibt es Erfahrungen von gebrochenem Vertrauen in Ihnen, die mit schmerzlichen Gefühlen behaftet sind?
- Für wie vertrauenswürdig halten Sie sich selbst? Sind Sie verlässlich? Halten Sie sich an Vereinbarungen? Und wie fühlt es sich an, das Vertrauen anderer zu missbrauchen?

Wiederholende Fragen
- Wie vertraue ich?
- Was brauche ich, um zu vertrauen?
- Wie fühlt es sich an zu vertrauen?

Sätze vervollständigen
- Vertrauen ist für mich …
- Wenn ich vertrauen würde …
- Um zu vertrauen, brauche ich …

Wille

Unser Wille ist kein Organ und keine statische Fähigkeit. Menschen entwickeln unterschiedliche Aspekte davon in verschiedenen Phasen ihres Werdens. Das beginnt mit der Verschmelzung von Ei- und

Samenzelle und der darauf folgenden Einnistung in den Mutterleib. Diese erfolgt keineswegs von selbst, sondern wird ganz aktiv vom neu entstehenden Menschenwesen betrieben. Wolfgang Wickler und Uta Siebt widmen in ihrem faszinierenden Buch *Männlich – Weiblich* der Beschreibung dieses Vorgangs mehrere Seiten und beenden ihn mit dem denkwürdigen Satz: »Würde ein erwachsener Mensch so an seiner Mutter handeln, wie es der Embryo tut, machte er sich strafbar.« (Wickler und Seibt 1998, S. 191 ff.) So wichtig dieser eine Moment auch ist: Er ist trotzdem nur der Anfang. Immer wieder äußert ein Kind seinen Willen. Aus der Art und Weise, wie ihm dabei begegnet wird und welche Folgen seine Willenserklärungen haben, lernt es, seinen Willen zu nutzen.

Monologe
- Was musste ich tun, um meinen Willen erfüllt zu bekommen? Manipuliere ich, lüge ich, versuche ich meinen Willen mit aller Macht durchzudrücken, oder bin ich eher der freundliche Typ, der andere durch kluge Argumente für die eigenen Vorteile gewinnt?
- Welche Erfahrungen habe ich mit dem Willen anderer gemacht? Musste ich folgen? Stand es mir frei, dem Willen meiner Eltern zu folgen, oder bin ich gezwungen worden? Welche Folgen hatte es, wenn ich mich weigerte?
- Welche Einstellung habe ich meinem Willen gegenüber? Wage ich es, mich für meinen Willen einzusetzen?

Wiederholende Fragen
- Was ist gut daran, keinen Willen zu haben?
- Wie setze ich meinen Willen durch?
- Was hat mein Wille mit gutem Kontakt zu mir selbst zu tun?

Sätze vervollständigen
- Wenn ich wüsste, was ich wollte…
- Wenn ich mich durchsetzen würde…

- Wenn es mir selbstverständlich wäre, zu mir und meinen Bedürfnissen zu stehen …

Wunde

Jeder Mensch hat ein Thema, auf das er besonders empfindlich reagiert. Für manche ist es so etwas Allgemeines wie »Beziehungen«. Sie wollen sich auf keinen Fall damit auseinandersetzen. Für andere ist es sehr viel spezifischer, zum Beispiel der einschränkende und selbstverletzende Gedanke »Ich bin nicht liebenswert«. Unabhängig davon, wie spezifisch dieses unangenehme Thema ist: Schreiben Sie darüber.

Monologe
- Wie genau nehme ich meine Herzenswunde wahr? Welche Qualität hat sie? Ist sie statisch oder bewegt sie sich? Und wenn ich sie wahrnehme und ich mich auf sie einlasse: Was passiert damit?
- Was löst es in mir aus, wenn ich diese Wunde konkret benenne? Welche Empfindungen tauchen auf? Welche Bilder? Welche Erinnerungen? Mit wem stehen sie im Zusammenhang?
- Wie würde sich mein Leben anfühlen, wenn sich jemand dieser Herzenswunde annehmen würde? Würde ich das erlauben? Könnte ich vertrauen?

Wiederholende Fragen
- Was ist richtig daran, diese tiefe Wunde nicht wahrzunehmen?
- Was brauche ich, um mich dieser tiefen Wunde zuwenden zu können?
- Was erlebe ich, wenn ich einen Augenblick lang nur mal draufschaue?

Sätze vervollständigen
- Wenn ich meine tiefe Wunde wahrnehmen würde …
- Wenn ich mich dieser tiefen Wunde liebevoll zuwenden könnte …
- Wenn ich diese Wunde nicht hätte …

Wut und Aggression

Wut ist ein menschlicher Affekt. Dieser psychobiologische Prozess läuft automatisch ab, sobald sich jemand bedroht fühlt. Hormone werden freigesetzt, das Herz schlägt schneller, die Pupillen weiten sich, die Sinne werden geschärft. Aber viele Erwachsene leiden unter Überreaktionen, sie sind wütend, obwohl gar keine Gefahr droht. Und noch viel mehr Menschen können Aggression in Momenten nicht aufbringen, wo sie angemessen, ja sogar notwendig wäre. Zum Beispiel, um sich vor Übergriffen zu schützen, vor emotionalem Missbrauch oder um sich von Identifikationen zu befreien. »Wer Ausgrenzung erleidet, gedemütigt wird oder befürchten muss, einer Bindung beraubt zu werden, dann aber nicht mit einer kommunikativ angemessenen Form von Aggression reagieren kann, wird krank«, schreibt Joachim Bauer (2013, S. 64).

Monologe
- Welches Verhältnis habe ich zu Wut und Aggression? Was löst es in mir aus, andere Menschen wütend zu erleben? Wenn meine Wut da sein dürfte und niemand davon erfahren würde: Auf wen wäre ich dann wütend? Und worüber?
- Welche Rolle spielten Aggression und Wut in meiner Kindheit? Eltern als aggressiv zu erleben, kann Kinder zu der Überzeugung verleiten, dass Aggression zerstörerisch und schädlich ist und sie selbst nie so werden wollen.
- Wie erlebe ich mich, wenn ich wütend bin?

Wiederholende Fragen
- Wie gehe ich damit um, wenn ich wütend werde?
- Was bringt es mir, meinen Willen nicht direkt auszudrücken?
- Auf welche Weise lebe ich meine Wut und Aggression aus?

Sätze vervollständigen
- Wenn ich wütend werde…
- Wenn ich wütend sein dürfte…
- Wenn meine Wut Worte hätte…

Weitere Themen erforschen

Ich habe die vorangegangenen Themen nur kurz angerissen und Vorschläge für Fragen präsentiert, weil es mir weniger darum ging, eine komplette Sammlung zusammenzustellen, sondern möglichst praxisnah zeigen wollte, wie Sie sich Themen zuwenden und einschränkende Überzeugungen erkennen können. Diese Aufzählung von Themen erhebt somit keinen Anspruch auf Vollständigkeit, sondern soll Sie dazu inspirieren, Ihren eigenen brennenden Fragen nachzugehen.

Wenn Sie Ihre konkreten Themen bearbeitet haben, erforschen Sie sich selbst auf ganz offene Weise. Stimmen Sie sich ein und starten Sie danach mit der Frage: *Wie geht es mir jetzt in diesem Augenblick?* Folgen Sie dann dem, was auftaucht. Das kann eine Empfindung sein, ein Gedanke, ein Bild, eine Erinnerung. Erforschen Sie diese und achten Sie darauf, was dann passiert.

Anhang

Weitere Anregungen für Ihre Heilung

Heilschreiben ist sehr nützlich. Für ein gutes Leben aber reicht es nicht aus. Traumata beeinflussen eine ganze Reihe natürlicher Körperfunktionen, -fähigkeiten und -bedürfnisse: Rhythmus, Zugehörigkeit, Körperempfinden... Deshalb hier noch einige Hinweise für weitere Betätigungen, die Ihrem Organismus helfen zu heilen:

- *Bewegung heilt*: Gehen Sie regelmäßig spazieren. Ein Laufband ist keine Alternative, weil es Ihnen eine exakte Geschwindigkeit abfordert. Der Mensch ist aber kein Uhrwerk. Und buchen Sie statt eines Strandurlaubs lieber einen Wanderurlaub oder eine Trekkingreise.
- *Dehnung heilt*: Sorgen Sie dafür, dass die Energie in Ihrem Körper frei fließen kann. Einfache Übungen, die Sie leicht in die Morgenroutine integrieren können, sind »Die Fünf Tibeter«, »Acht Rückenübungen« aus dem Yoga (auch »Mondgruß« genannt) oder die »Meridianübungen« aus dem Tao.
- *Rhythmus heilt*: Trommeln Sie oder belegen Sie einen Tanzkurs.
- *Musik machen heilt*: Lernen Sie ein Instrument oder stimmen Sie jenes Instrument, das Sie ohnehin täglich nutzen: Ihre Stimme.
- *Berührung heilt*: Gibt es niemanden, den Sie täglich mindestens einmal längere Zeit umarmen können? Lassen Sie sich Massagen geben, besser noch: Lernen Sie selbst Massagen zu geben und verschenken Sie diese. Besonders empfehlenswert: die von Andreas Stötter entwickelte Achtsamkeitsmassage (www.tiefberuehrt.com).

- *Körperwahrnehmung heilt*: Praktizieren Sie Yoga, Tai-Chi oder Qigong.
- *Herzfrequenzvariabilität heilt*: Gebete und Mantren zu rezitieren verbessert nachweislich Ihre Herzgesundheit.
- *Beziehungen heilen*: Ob Sie das Bedürfnis dazu haben oder nicht: Sie brauchen Beziehungen. Sie brauchen Kontakt. Für Austausch, um gesehen und gehört zu werden und um andere zu hören und zu sehen. Natürlich sollten das Menschen sein, mit denen Sie sich wohlfühlen, die Sie gerne sehen, auf die Sie sich freuen. Das hilft auch Ihrem Nervensystem, sich zu regulieren.
- *Selbstausdruck heilt*: Malen Sie, töpfern Sie, basteln Sie, stricken Sie. Egal, welche Ausdrucksmittel Sie wählen, sorgen Sie dafür, dass Sie sich frei ausdrücken dürfen.

Und vergessen Sie nicht, Ihre Erkenntnisse aus dem Heilschreiben ins Leben zu übersetzen.

Nahrung fürs Gehirn

Damit ein Gehirn gesund bleibt, braucht es regelmäßig körperliche Aktivität, ausreichend und tiefen Schlaf sowie eine ausgewogene Ernährung. Sie sollten zudem dafür sorgen, dass Ihr Gehirn funktionsfähig bleibt. Dafür ist es wichtig, sich in der Umgebung von Menschen mit gesunden Gehirnen aufzuhalten, viel zu lachen (haben Sie schon mal Lachyoga ausprobiert?), mit den Händen zu arbeiten (haben Sie einen Garten, basteln Sie gerne?) und Ihre Neugier und Vorstellungskraft zu fördern (wie wäre es, sich an einem Roman zu versuchen?) – wobei Sie Letzteres natürlich auch im Rahmen des Heilschreibens praktizieren können.

Gemeinsames Schreiben

Treten Sie über meine Facebookseite www.facebook.com/dastraumavonderseeleschreiben mit anderen Lesern in Kontakt und tauschen Sie sich mit ihnen über Ihre Erfahrungen aus. Erzählen Sie Ihrer besten Freundin von Ihren Erfahrungen mit dem Schreiben und gewinnen Sie sie dafür, gemeinsam zu arbeiten. Oder gründen Sie eine eigene Gruppe, um regelmäßig gemeinsam das Heilschreiben auszuüben. Damit das gut funktioniert, hier einige bewährte Gruppenregeln:

- Wer spricht, *erzählt* nur über eigene Erfahrungen und Erkenntnisse während des Schreibens. Er liest nicht vor, nicht einmal Zitate!
- Wenn einer spricht, hören die anderen interessiert und empathisch zu.
- Jeder bleibt dabei mit seinen eigenen Empfindungen im Kontakt.
- Die Zuhörer können dem Sprecher anschließend spiegeln, was sie selbst während des Zuhörens empfunden haben.
- Nur der Sprecher entscheidet, was er hören will und was er davon annehmen will.
- Wenn Sie merken, dass Ihnen diese Gesellschaft nicht guttut, erforschen Sie das mithilfe des Heilschreibens: »Was nervt mich an…?«, »Warum werde ich aggressiv, wenn ich mit… zusammen heilschreibe?«.
- Wenn Ihnen die Gesellschaft nachhaltig nicht guttut, suchen Sie sich eine neue.

Das Über-Ich-Journal

Schon aus Freuds Zeiten ist bekannt, dass Menschen eine Instanz in sich tragen, die sie kritisiert, zurechtweist, abwertet und verurteilt. Die ist bei jedem Menschen, abhängig vom Thema, unterschiedlich stark ausgeprägt. Solange Sie diese Instanz nur als Geplapper wahrnehmen, das Sie nicht weiter behindert, sollten Sie ihr keine Aufmerksamkeit schenken. Wird das Geplapper allerdings massiv, beginnt es, in Ihr Erleben und Verhalten einzudringen, lähmt es Sie womöglich sogar oder ziehen Sie sich aufgrund der Urteile in eine Depression oder Autoaggression zurück, könnten Sie ein Über-Ich-Journal anlegen. Sammeln Sie darin diese Selbsturteile, die Selbstkritik und den Selbsthass. Immer wenn Sie solch einen Gedanken oder ein Gefühl in sich bemerken, in dessen Zusammenhang Sie sich schlecht fühlen, notieren Sie das. Dabei ist es wichtig, genau hinzuhören:

- Was sagen die Stimmen genau?
- In welchem Tonfall spricht die Stimme?
- Ist sie weiblich oder männlich?
- Kenne ich diese Stimme?
- Wie fühlt es sich an, diese Urteile zu hören? Was genau bewirkt es bei mir?
- Wann taucht sie auf? Was sind die Auslöser dafür?
- Wie gehe ich damit um?
- Wie könnte ich stattdessen damit umgehen?

Gehen Sie dann durch das Journal und versuchen Sie Muster zu entdecken. Bei welchen Erfahrungen oder Themen stellt sich welches Urteil am häufigsten ein? Wer in Ihrer Familie hat so darüber gedacht beziehungsweise ist Ihnen gegenüber so aufgetreten? Falls Erinnerungen an Situationen auftauchen, schreiben Sie einen Monolog darüber. Suchen Sie die dazugehörigen Empfindungen und Gefühle.

Nutzen Sie die Werkzeuge des Heilschreibens bis hin zum Brief an die betreffende Person, in dem Sie gegen diese Urteile protestieren.

Ihre Lebensgeschichte

Memoiren kennt man in der Regel nur von Prominenten. Als »Otto Normalverbraucher« fühlen wir uns selbst oft nicht wichtig genug, um das eigene Leben zu dokumentieren. Wenn Sie dieses Urteil etwas näher durchleuchten, werden Sie schnell feststellen, dass dies Unsinn ist. Gerade an Ihrer Entwicklung interessierte Nachkommen werden es Ihnen danken, wenn Sie Ihre Lebensgeschichte aufschreiben, weil sie sich dadurch selbst besser verstehen werden. Auch für Geschwister kann es wichtig sein, Ihre Erinnerungen zu lesen, um sich selbst zu erinnern, sich selbst zu entdecken, mit der eigenen Wahrheit in Kontakt zu kommen.

Wenn Sie sich jetzt überfordert fühlen, Ihr bereits 30, 40 oder noch mehr Jahre währendes Leben aufschreiben zu sollen, verweise ich auf Anne Lamotts Buch, das den zauberhaften Titel *Bird by Bird – Wort für Wort* trägt. Brechen Sie Ihr Leben in Häppchen und Episoden herunter, dann wird das Schreiben gleich leichter.

Hier einige Sortierhilfen für Ihren Schreibprozess:

- Alle Orte, an denen Sie gewohnt haben
- Alle Schulen, die Sie besucht haben
- Ihre Ausbildung
- Arbeitsplätze, an denen Sie tätig waren
- Ihre Partnerschaften und Liebhaber
- Lebensphasen
- Was Sie über die Kindheit Ihrer Mutter wissen
- Was Sie über die Kindheit Ihres Vaters wissen (Sie haben keine Ahnung? Dann wird es aber Zeit, Fragen zu stellen – gilt natürlich auch für die Kindheit Ihrer Mutter!)

- Die Beziehung Ihrer Eltern zueinander
- Wie war es für Sie, in Ihrer Familie aufzuwachsen?
- Ihr Mutterbild
- Ihr Vaterbild
- Ihre Beziehung zu Ihrer Mutter
- Ihre Beziehung zu Ihrem Vater
- Und natürlich alle prägenden Familienereignisse: Todesfälle, schwere Krankheiten und Operationen, Nazivergangenheit, Verbrechen, Trennungen oder Scheidungen, Kontaktabbrüche, Gefängnisaufenthalte …
- Ihr Selbstbild
- Ihr Weltbild

Versuchen Sie all das in der Ihnen inzwischen hoffentlich in Fleisch und Blut übergegangenen Manier des Heilschreibens zu verfassen, indem Sie mit Ihren aktuellen Empfindungen und Gefühlen in Kontakt bleiben, während Sie die Worte zu Papier bringen. Es wird Ihnen die Augen öffnen – versprochen!

Dank

Das Heilschreiben ist im Laufe von Jahrzehnten zu dem geworden, was es heute ist. Viele Erfahrungen waren dafür notwendig, viele Menschen haben dazu beigetragen. Ohne meine Eltern gäbe es mich nicht, ohne meine traumatischen Erfahrungen hätte ich nie nach Heilung gesucht, und ohne Menschen, die mir unterstützend zur Seite standen, als ich anfing zu schreiben und nur wirre Sätze zu Papier brachte, hätte ich nie veröffentlicht. Danke Heinz, Jim, Ilona und Rainer. Danke auch Christine Proske, dass du schon vor 20 Jahren meine Bücher bei Verlagen untergebracht hast.

Über meine sowie die menschliche Psyche im Allgemeinen wüsste ich nicht so viel ohne die neugierigen Forscher, von denen ich seit Jahrzehnten lernen durfte und darf: Werner Erhard, Ron Kurtz, Halko Weiss, Martin Schulmeister, Olaf Jacobsen, Albrecht Mahr, Franz Ruppert, Laurence Heller, Peter Levine, Bessel van der Kolk, Pat Ogden, Diane Poole Heller, Bonnie Badenoch, Marianne Bentzen, A. H. Almaas und viele, viele andere.

Zum Gelingen dieses Buchs haben bestimmte Menschen einen besonderen Beitrag geleistet: meine langjährige Freundin, Agentin und fortwährender Ideenquell Karin Hertzer. Ich danke Usha Swamy, Programmleiterin im Kösel-Verlag, dass sie von *Das Trauma von der Seele schreiben* sofort begeistert war, und meinem Lektor Gerhard Plachta, der mit Akribie und Feingefühl meine Sätze feingeschliffen hat.

Mein tiefer Dank gilt vor allem den Menschen, die mir seit Jahren ihr Vertrauen schenken, indem sie sich von mir begleiten lassen, von denen ich lernen durfte und darf.

Und ich danke dir, Michael – für alles.

Anmerkungen

1. *ZEIT-Magazin*, H. 2, 5. Januar 2017, S. 46
2. *Süddeutsche Zeitung* vom 23./24. September 2017, S. 56
3. *ZEIT-Magazin*, H. 25, 14. Juni 2017, S. 36
4. L. Alan Sroufe: *The Development of the Person: The Minnesota Study of Risk and Adaptation from Birth to Adulthood*, New York City 2005
5. www.welt.de/gesundheit/article154460998/Wenn-Frauen-ihre-Schwangerschaft-nicht-bemerken.html
6. www.youtube.com/watch?v=apzXGEbZhto
7. James Baldwin: *The Cross of Redemption: Uncollected Writings* (hrsg. von Randall Kenan), New York 2011
8. www.ncbi.nlm.nih.gov/pmc/articles/PMC3970015/pdf/fpsyg-05-00221.pdf

Literaturhinweise

Ahlers, Christoph Joseph: *Himmel auf Erden und Hölle im Kopf. Was Sexualität für uns bedeutet.* München 2015

Assagioli, Roberto: *Handbuch der Psychosynthesis. Angewandte transpersonale Psychologie.* Freiburg 1978

Bauer, Joachim: *Schmerzgrenze. Vom Ursprung alltäglicher und globaler Gewalt.* München 2013

Bauer, Joachim: *Warum ich fühle, was du fühlst. Intuitive Kommunikation und das Geheimnis der Spiegelneurone.* München 2006

Coan, James A.; Sbarra, David A.: »Social Baseline Theory: The Social Regulation of Risk and Effort«, in: *US National Library of Medicine*, Februar 2015. https://www.ncbi.nlm.nih.gov/pubmed/25825706

Dias, Brian G.; Ressler, Kerry J.: »Parental olfactory experience influences behavior and neural structure in subsequent generations«, in: *Nature Neuroscience* 17, S. 89–96 (2014), http://www.nature.com/neuro/journal/v17/n1/full/nn.3594.html

Felitti, Vincent J. et al.: »Relationship of childhood abuse and household dysfunction to many of the leading causes of death in adults. The Adverse Childhood Experiences (ACE) study«, in: *American Journal of Preventive Medicine* 14, S. 245–258 (1998)

Fischer, Gottfried; Riedesser, Peter: *Lehrbuch der Psychotraumatologie.* Stuttgart 1999

Fisher, Janina: »Putting the Pieces Together. 25 Years of Learning Trauma Treatment«, in: *Psychotherapy Networker*, Mai/Juni 2014, https://www.psychotherapynetworker.org/magazine/article/108/putting-the-pieces-together

Gruen, Arno: *Der Verrat am Selbst. Die Angst vor Autonomie bei Mann und Frau.* München 2014

Hanson, Rick; Mendius, Richard: *Das Gehirn eines Buddha. Die ange-

wandte Neurowissenschaft von Glück, Liebe und Weisheit. Freiburg 2010

Harrer, Michael E.; Weiss, Halko: *Wirkfaktoren der Achtsamkeit – wie sie die Psychotherapie verändern und bereichern.* Stuttgart 2016

Herman, Judith Lewis: *Die Narben der Gewalt. Traumatische Erfahrungen verstehen und überwinden.* München 1993

Hesse, Hermann: *Jedem Anfang wohnt ein Zauber inne. Lebensstufen.* Frankfurt am Main 1986

Hölzel, Britta K. et al.: »Mindfulness practice leads to increases in regional brain gray matter density«, in: *Psychiatry Research* 19:1, S. 36–43 (2011), doi:10.1016/j.pscychresns.2010.08.006

Killingsworth, Matthew A.; Gilbert, Daniel T.: »A wandering mind is an unhappy mind«, in: *Science* 330(6006):932 (2010)

Kleist, Heinrich von: *Über die allmähliche Verfertigung der Gedanken beim Reden*, Bd. 4, Berlin 1878

Köhler, Thomas: *Freuds Psychoanalyse. Eine Einführung.* Stuttgart 2007

Konishi, H.: »What is Hikikomori?« Unveröffentlichtes Manuskript. Temple University Japan, o. J., zit. n. Heiko Höttermann und Klaus Hinze: »Handys aus!?! Erzieherischer Jugendmedienschutz in Japan«, in: Freiwillige Selbstkontrolle Fernsehen (FSF) (Hrsg.): *tv diskurs – Verantwortung in audiovisuellen Medien*, 17. Jg., Nr. 65, 3/2013, S. 4–7, hier S. 5

Kurtz, Ron: *Hakomi. Eine körperorientierte Psychotherapie.* München 2002

Lamotts, Anne: *Bird by Bird – Wort für Wort. Anleitungen zum Schreiben und Leben als Schriftsteller.* Berlin 2004

Lewis, Daniel J.: »Nina Bull: The Work, Life and Legacy of a Somatic Pioneer«, in: *International Body Psychotherapy Journal. The Art and Science of Somatic Praxis,* Vol. 11, No. 2, S. 45–58 (2012)

Linde, Andreas: »Traumatisierende Kindheitserfahrungen«. Vortrag auf der Jahrestagung »Sucht« der psychosomatischen Klinik in Basel, 2010

Maguire, Eleanor: »The Naked Scientists«. 12. Dezember 2011, http://www.thenakedscientists.com/articles/interviews/navigating-taxi-drivers-brain

Maté, Gabor: *When the Body Says NO.* Hoboken, New Jersey 2003

Miller, Alice: *Das Drama des begabten Kindes und die Suche nach dem wahren Selbst*. Frankfurt am Main 1983

Nietzsche, Friedrich Wilhelm: *Fragmente 1880–1882. Band 3*. Hamburg 2011

Precht, Richard David: *Wer bin ich – und wenn ja, wie viele? Eine philosophische Reise*. München 2007

Ruppert, Franz; Banzhaf, Harald (Hrsg.): *Mein Körper, mein Trauma, mein Ich. Anliegen aufstellen – aus der Traumabiografie aussteigen*. München 2017

Siegel, Daniel J.: *Der achtsame Therapeut. Ein Leitfaden für die Praxis*. München 2012

Taren, Adrienne A. et al.: »Dispositional mindfulness co-varies with smaller amygdala and caudate volumes in community adults«, in: *PLoS One* (2013). doi:10.1371/journal.pone.0064574

Van der Kolk, Bessel: *Verkörperter Schrecken. Traumaspuren in Gehirn, Geist und Körper und wie man sie heilen kann*. Lichtenau 2017

Weiser Cornell, Ann: *Focusing – Der Stimme des Körpers folgen. Anleitungen und Übungen zur Selbsterfahrung*. Rowohlt 1997

Weiss, Halko: »The Use of the Body in Psychotherapie«. Vortrag im Rahmen des Hakomi Global Summit 2015

Wickler, Wolfgang; Seibt, Uta: *Männlich – Weiblich. Ein Naturgesetz und seine Folgen*. Heidelberg/Berlin 1998

Yehuda, Rachel: »Post-Traumatic Stress Disorder«, in: *The New England Journal of Medicine*, Vol. 346, No. 2, 10. Januar 2002, http://www.nejm.org/doi/full/10.1056/NEJMra012941

Der Autor

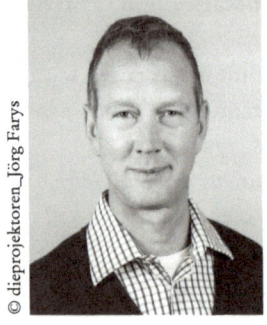

Stephan Konrad Niederwieser ist seit 1989 Heilpraktiker. Seine psychotherapeutische Grundhaltung wurzelt in der Hakomi-Methode, einer erfahrungsorientierten Körperpsychotherapie, die auf Achtsamkeit basiert. Seit der Jahrtausendwende spezialisiert sich Niederwieser auf Psychotrauma. Er absolvierte mehrere Fortbildungen, unter anderem bei Franz Ruppert, Laurence Heller und Anne Janzen, und ist IoPT-, NARM- und Somatic Experiencing-Therapeut.

Er veröffentlichte eine Reihe von Büchern, zum Beispiel Ratgeber über alternative Naturmedizin mit Heilmitteln wie Lapacho, Schwarzkümmel, Ginseng oder Rizinus sowie Energieheil- und Selbsterfahrungsmethoden.

Der gebürtige Bayer ist verheiratet und lebt heute in seiner Wahlheimat Berlin. In seiner Praxis bietet er Psychotraumatherapie an, Aufstellungen, Tages- und Wochenendseminare zu traumaspezifischen Themen (Scham, Wut und Angst) sowie Kurse, um das Heilschreiben zu erlernen.

www.stephan-niederwieser.de